U0309749

高等医学院校教材

医学化学实验

刘慧中　陆　阳　主编

科学出版社

北京

内 容 简 介

本书共包括五章。第一章介绍医学相关专业学生参与化学实验必须了解和掌握的基础知识;第二章为医学化学实验基本操作;第三章为基础性实验,包括医学化学实验常用的基本操作、物理常数的测定、定性及定量分析、化合物的制备及提取和分离等实验;第四章和第五章分别为综合性实验和设计性实验,侧重于基础性实验中涉及的基本操作、基本技能和基本性质的综合运用,侧重对医学化学理论学习相关内容的复习和综合运用,培养学生查阅资料、设计方案、独立操作、书面表达的综合素质;最后为附录部分。

本书可作为高等医学院校基础、临床、预防、口腔、检验、药学、营养、护理等专业的医学化学实验教材。

图书在版编目(CIP)数据

医学化学实验/刘慧中,陆阳主编. —北京:科学出版社,2013.2
高等医学院校教材
ISBN 978-7-03-036557-6

Ⅰ.①医⋯ Ⅱ.①刘⋯②陆⋯ Ⅲ.①医用化学-化学实验-医学院校-教材
Ⅳ.①R313-33

中国版本图书馆 CIP 数据核字(2013)第 018224 号

责任编辑:谭宏宇 孙静惠 / 责任校对:钟 洋
责任印制:徐晓晨 / 封面设计:殷 靓

科学出版社出版
北京东黄城根北街 16 号
邮政编码:100717
http://www.sciencep.com

虎彩印艺股份有限公司印刷
科学出版社发行 各地新华书店经销

*

2013 年 2 月第 一 版 开本:B5(720×1000)
2018 年 1 月第五次印刷 印张:12 1/2
字数:232 000

定价:27.00 元
(如有印装质量问题,我社负责调换)

《医学化学实验》编委名单

主　编　刘慧中　陆　阳

编　者（按姓氏汉语拼音排序）

蔡玉兴（上海交通大学医学院）

陈聪颖（上海交通大学医学院）

金玉杰（上海交通大学医学院）

刘慧中（上海交通大学医学院）

陆　阳（上海交通大学医学院）

钮因尧（上海交通大学医学院）

谢一凡（上海交通大学医学院）

杨宇辉（同济大学）

前　言

医学化学实验是医学化学教学的重要环节。《医学化学实验》是基于基础、临床、预防、口腔、检验、药学、营养、护理等专业医学化学课程编写的与课堂教学教材配套的实验教材。

本书由上海交通大学医学院和同济大学数位具有丰富医学化学理论和实验教学经验的教师合作编写。编者们在多年医学化学教学的基础上，结合自己的科研经验，参考国内外同类教材，将医学基础化学实验和医学有机化学实验整合为独立、完整的医学化学实验教材，编写了本书。本书的实验内容突出生物、医学特色，应用现代的实验技术和手段，注重医学化学与生物学、药学等学科的结合，本着无毒、环保和实用的原则，力求满足现代医学教育对学生知识结构和实验技能的要求。

为了便于实验教学和学生自学，《医学化学实验》按照医学化学实验基础知识、医学化学实验基本操作、基础性实验、综合性实验、设计性实验及附录的顺序进行编排。第一章为医学化学实验基础知识，系统介绍化学实验的基本要求、化学实验室学生守则、实验室安全规则及事故处理。第二章为医学化学实验基本操作，介绍 8 项医学化学实验常用的基本操作。第三章、第四章和第五章分别为基础性实验、综合性实验、设计性实验，共选编了 52 个实验。基础性实验包括医学化学实验常用的基本操作、物理常数的测定、定性及定量分析、化合物的制备及提取等，其中选编了 3 个英文实验，便于学生了解化学实验中常用的英文表达。综合性实验和设计性实验注重培养学生综合运用基本操作、基本技能和基本性质分析问题、解决问题的能力，培养学生科学研究与创新能力，突出对学生综合能力的培养和素质的提高。这些实验覆盖了医学化学实验的各种技术、技能，部分实验涉及的内容有交叉，各院校可根据本校的医学化学教学需要和医学化学实验室的实际装备情况适当取舍。附录列出部分医学化学实验中常见试剂、原料等的理化性质，供学生和教师实验参考。

本书在每个实验前列出了实验所需仪器和试剂及与本实验相关部分试剂的配制方法，为实验室技术人员的实验准备工作提供便利。

本书的实验均经过参编教师试做，具有可操作性。

本书由刘慧中、陆阳编写医学化学实验基础知识、医学化学实验基本操作。蔡玉兴、陈聪颖、金玉杰、钮因尧、谢一凡、杨宇辉等分别编写基础性实验、综合性实验、设计性实验和附录。全书由刘慧中统稿。

本教材的编写和出版得到了参编院校领导的关心和支持，在此深表谢意。限于编者水平，书中难免有不妥之处，诚请广大读者批评指正。

刘慧中 陆 阳

2012 年 9 月

目　　录

第一章 医学化学实验基础知识

第一节 化学实验基本要求

21世纪是生命科学的世纪，而作为生命科学的基础学科，医学化学实验是一门实践性极强的学科，在生命科学中发挥着日益重要的作用。以医学化学理论为基础的相关实验，目前已渗透到基础医学和临床医学的各个学科，学习和掌握化学实验的基础知识和基本技能是医学专业学生的必备能力。

医学化学实验以化学实验原理、实验方法、实验操作技术为主要内容，突出对学生能力的培养和素质的提高。通过本课程的学习，要求学生达到以下要求：

（1）通过系统的实验训练，直接获得物质变化的感性知识，经归纳、总结和提高，加深对医学化学理论中基本原理和基础知识的理解，并运用其指导实验，掌握规范的实验基本操作和基本技能。

（2）学生在实验中观察实验现象，测定数据并加以正确地处理和概括，在分析实验结果的基础上正确表达，培养分析问题、解决问题的能力。

（3）通过设计性实验，进一步培养创新意识与实践意识，养成独立思考的能力和积极进取的科学精神，为今后的工作奠定基础。

（4）通过实验进行非智力因素训练，包括艰苦创业、勤奋好学、乐于协作的品德和实事求是的科学态度。

为了达到上述基本要求，学生在医学化学实验的学习过程中需要抓好以下三个环节。

一、实验预习

在实验前必须认真预习，只有对实验的整个过程做到心中有数，实验才能顺利进行。为保证实验质量，建议完成以下内容：

（1）认真阅读实验教材的相关章节，明确该实验的目的，了解实验的原理、实验装置、操作、注意事项，熟悉实验的内容。

（2）认真完成预习报告，预习报告应写明实验目的、实验原理、实验步骤，根据实验内容空出适当区域用于记录实验现象或实验数据。无预习报告者指导教师可要求其不得进行实验。

二、实验操作

实验操作是培养动手能力和科学素养的重要环节，学生不仅要认真独立完成实验规定的全部内容，还要积极思考，善于发现问题、解决问题。

（1）按照教师的讲解、教材上提示的实验内容与操作步骤，认真操作，细心观察实验现象，包括气体的产生、沉淀的生成、颜色的变化等，及时记录实验现象或原始数据。要求记录在实验报告上，不可随便记录在纸片或实验教材上。

（2）在实验中若遇到实验现象和预期的不一样，应记录下实验的真实情况，然后认真分析原因，仔细研究实验中产生的现象，必要时应重做验证，从中得出结论，从而提高分析问题、解决问题的能力。

（3）对于设计性实验，学生需在查阅文献、设计实验方案和进行小组讨论后再开展实验。在实验中发现设计存在问题时，应找出原因，及时修改，直至达到预期结果。

三、实验报告

实验报告是对已做过的实验进行归纳和提高的过程。写好实验报告是培养思维能力、书写能力与总结能力的有效方法。实验报告要求格式正确、报告完整、书写工整。

实验报告一般应包括以下内容：

（1）实验名称。

（2）实验目的。

（3）实验原理：简要地用文字和化学反应方程式说明。

（4）实验步骤：可简明扼要地写出实验过程，或用流程图表示实验过程。

（5）实验数据及其处理：实验数据尽量采用图、表的形式，数据处理要列出计算式。

（6）问题及讨论：对实验中观察到的现象和实验结果进行分析和讨论。可针对实验中遇到的疑问，寻找其产生的原因，提出自己的见解，也可对实验方法、实验内容等发表自己的看法。

第二节　　化学实验室学生守则

化学实验时，学生必须严格遵守下列规则：

（1）在实验前，必须认真预习实验内容，了解实验目的、原理、步骤及仪器使用方法，并写好预习报告。

（2）实验时严格按照要求进行实验，仔细观察各种实验现象，并如实、详细地记录在实验报告中。不得用铅笔或小纸条记录，更不得拼凑、伪造数据和抄袭他人实验记录。

（3）实验过程中应爱护各种实验仪器和设备。若仪器设备使用中出现故障，要及时报告。损坏仪器按价赔偿。

（4）注意实验室环境的清洁，随时保持桌面、地面、水槽的整洁。量取药品后应及时盖紧原瓶盖，并放回原处。废纸、火柴梗等废物应扔到垃圾桶内，废液应倒入指定的回收瓶内，切勿倒入水槽。

（5）严格遵守操作规程，注意安全，一旦发生事故应立即切断电源、火源，并向指导教师报告。

（6）实验完毕，应将所用玻璃仪器洗净并摆放整齐，或按要求放回柜中。试剂架及实验台必须擦净。关闭水、电、煤气。得到教师许可后，才能离开实验室。

（7）值日生要在教师的指导下，将实验室整理并打扫干净，倒清废物，整理公用仪器、试剂，检查并关闭所有的水、电、煤气，关好门窗。

（8）每次实验后，应及时书写实验报告，交指导教师批阅。

第三节　实验室安全规则及事故处理

一、实验室安全规则

在化学实验中，经常使用具有腐蚀性、易燃易爆或有毒的化学试剂，使用易损的玻璃仪器，使用水、电、煤气等。为确保实验的正常进行和学生的安全，必须严格遵守实验室的安全规则。

（1）实验室内严禁饮食、吸烟、打闹。实验时应穿实验工作服，不得穿拖鞋，应配备必要的防护眼镜。

（2）严禁随意混合各种试剂或药品，以免发生意外事故。

（3）涉及强腐蚀性的洗液、浓酸或浓碱等物质时，应避免洒在衣服和皮肤上，以免灼伤。稀释浓硫酸时，应将浓硫酸慢慢注入水中并不断搅拌，切勿将水注入浓硫酸中，以免溅出。

（4）涉及有毒或有刺激性气体的实验，应在通风橱内进行。

（5）涉及挥发性和易燃物质时，应远离火源，用完后应立即盖紧瓶盖，并放置于阴凉处。

（6）剧毒药品取用时，要戴橡皮手套。反应后的废液不能随意倒入下水道，必须回收上交相关部门处理。

（7）实验过程中，若不小心损坏水银温度计并将水银溅出，由于金属汞毒性很大且易挥发，必须立即将硫磺粉盖在撒落的汞上，使汞变成不挥发的硫化汞，再进一步回收处理。

（8）加热试管时，切勿将试管口指向他人或自己，也不要俯视正在加热的液体，以免液体溅出伤人。

（9）闻气体时，应用手将少量气体轻轻扇向自己，不要用鼻子对准逸出的气体。

（10）水、电、煤气用后应立即关闭。不要用湿手触摸电器设备，以防触电。

（11）实验完毕，将实验台面整理干净，洗净双手，以防化学药品中毒。

（12）实验室内所有药品不得带出实验室。

二、事故处理

安全实验是化学实验的基本要求，学生应严格按操作规范进行每一步操作，避免发生伤害、火灾、爆炸等事故。实验过程中万一发生事故，应了解常见事故的处理方法。

（一）实验室一般事故的处理

（1）割伤：若伤口较浅，应及时挤出污血，洗净伤口，并在伤口处涂红药水，贴上创可贴；若伤口较深，可用云南白药止血，并立即送医院救治。

（2）烫伤：若烫伤后已起泡，不要把水泡挑破。在烫伤处涂以烫伤膏或苦味酸溶液。

（3）酸伤：先用干布蘸干，然后用大量水冲洗，再用饱和碳酸氢钠溶液或稀氨水冲洗，最后用水冲洗。

（4）碱伤：先用大量水冲洗，再用2%乙酸溶液冲洗，最后用水冲洗。

（5）有机溶剂（如甲醇）溅入眼睛，应用大量的水冲洗。

（6）如遇触电事故，应立即切断电源，必要时进行人工呼吸。

（二）实验室火灾的处理

若实验过程中不慎起火，应立即关闭燃气开关，切断电源，迅速把易燃、易爆物品移至远处。一般小火可用湿布、石棉布或沙子覆盖；火势较大时，要使用灭火器。各种灭火器有不同的适用范围，不能随意使用。例如，二氧化碳灭火器可用于扑灭电器失火和小范围油类及忌水的化学品着火。

（刘慧中　陆　阳）

第二章　医学化学实验基本操作

第一节　玻璃仪器的洗涤与干燥

一、玻璃仪器的洗涤

化学实验中要使用各种玻璃仪器，这些仪器干净与否直接影响到实验结果的准确性。因此，在进行化学实验前，必须把实验仪器洗涤干净。

一般来说，附着在玻璃仪器上的污物有尘土、无机物、有机物、油垢等。针对不同的污物，可以分别用下列方法洗涤。

1. 用水刷洗

用自来水和试管刷刷洗，可除去玻璃仪器上的尘土、可溶性或不溶性的无机物等。

2. 用去污粉、洗衣粉或洗洁精洗

这些洗涤剂可以除去玻璃仪器上的油污和有机物质。洗涤时先用少量水把仪器润湿，再用试管刷蘸取少量去污粉、洗衣粉或洗洁精刷洗，若仍然洗不干净，可用热的碱液浸泡后再清洗。

3. 用洗液洗

称量瓶、移液管、滴定管等必要时可用洗液洗涤。洗液是浓 H_2SO_4 和饱和 $K_2Cr_2O_7$ 溶液的混合物，有很强的氧化性和酸性，可反复使用。使用洗液时必须注意安全，因为它具有很强的腐蚀性。

4. 用超声波清洗

超声波清洗是利用超声波振动去除污物。其优点是既省时又方便，只要把用过的玻璃仪器放在配有洗涤剂溶液的超声波清洗仪中，接通电源即可清洗。

用上述各种方法洗涤的仪器，经自来水多次冲洗后，还留有 Ca^{2+}、Mg^{2+}、Na^+、Cl^-、SO_4^{2-} 等离子，所以最后还要用蒸馏水荡洗三次。

已洗净的玻璃仪器应清洁透明，水沿器壁自然流下后，器壁上留下一层均匀的水膜而不挂水珠。注意已洗净的仪器不能再用布或纸擦，否则布或纸的纤维会留在器壁上反而沾污了玻璃仪器。

二、玻璃仪器的干燥

玻璃仪器洗涤干净后，应干燥备用。用于不同实验的玻璃仪器，对干燥有不同的要求。可根据不同的情况，采用下列方法干燥。

1. 自然风干

将洗净的玻璃仪器倒置或放在干燥架上自然风干。

2. 烘干

先将洗净的玻璃仪器沥去残留水分，开口朝下放在干净的搪瓷盘上，然后放入烘箱，于 105～110℃烘 0.5h 左右，关闭电源，待烘箱内温度降至室温后取出。

3. 吹干

有些玻璃仪器洗涤后需立即使用，可加入少量乙醇或丙酮，转动仪器使器壁上的水与其混合，然后将混合液倒入回收瓶。用电吹风先吹冷风，待稍干后再吹热风，使玻璃仪器干燥完全。

必须指出的是，带有刻度的容器不能加热干燥，否则会影响仪器的准确度；可采用自然风干或有机溶剂干燥的方法，吹风时宜用冷风。

第二节　化学试剂及其取用

一、化学试剂的等级及应用范围

化学试剂可按纯度分类，通常划分为七个等级，分别是高纯、光谱纯、基准、分光纯、优级纯、分析纯、化学纯。实验室中常用试剂的分级规格见表 2.1。

表 2.1　实验室常用试剂分级规格

级　别	1　级	2　级	3　级	4　级
中文名称	优级纯	分析纯	化学纯	实验试剂
英文缩写	G. R.	A. R.	C. P.	L. R.
标签颜色	绿色	红色	蓝色	黄色或其他颜色
应用范围	精密分析	一般分析	一般定性分析及化学制备	一般化学制备

选择实验所需试剂的规格不是越高越好，必须根据实验的具体要求合理地选用相应级别的化学试剂。不同规格的同一试剂价格相差很大，为避免浪费，在满足实验要求的前提下，选用试剂的级别应就低不就高。

二、化学试剂的取用

一般固体试剂装在广口瓶中,液体试剂盛放在细口瓶或滴瓶中,见光易分解的试剂装在棕色瓶内。每个试剂瓶上都要贴标签,标明试剂的名称、规格、浓度、日期等。

(一) 固体试剂的取用

用洁净、干燥的药匙取用固体试剂。注意专匙专用,用过的药匙必须洗净、干燥后才能再使用。取出试剂后,应及时盖上瓶盖(严禁将瓶盖盖错),然后将试剂瓶放回原处。

往试管里装入固体粉末时,为避免药品沾在管口和管壁上,可将盛有药品的药匙或放有药品的对折的纸条,小心地送入试管底部,然后再将试管竖直,让药品全部落到试管底部。

若取用一定质量的固体,可把固体放在称量纸、表面皿或称量瓶内,用托盘天平或电子天平称取。如遇具有腐蚀性或易潮解的固体时,则应放在玻璃容器内称量。

(二) 液体试剂的取用

取用少量液体时可用滴管吸取,取用较多液体时可用倾注法。

从滴瓶中吸取液体试剂时,必须保持滴管垂直。滴加试剂时,不能将滴管触及容器内壁,应在容器口上方将试剂滴入。用后应立即将滴管放回原滴瓶中,不可错放。注意装有试剂的滴管,不能平放或斜放,避免试剂流入橡胶头内而污染试剂。

用倾注法取用液体试剂时,先将瓶盖取下,倒放在桌上,左手持盛液的容器(如试管、量筒等),右手握住试剂瓶上贴标签的一面,缓缓倒出液体,液体沿器壁流下,也可用玻璃棒引入液体。倾倒完毕,应将试剂瓶口在容器上靠一下,再慢慢竖起,以免液体残留在试剂瓶外。取完后,立即盖上瓶盖。

第三节 加热器的使用方法

化学实验室常用煤气灯及各种电加热器进行加热操作。

一、煤气灯

煤气灯是化学实验室最常用的加热器。在使用煤气灯加热时,必须注意周围不得放有易燃、易爆药。加热烧杯等容器时,必须在石棉网上加热。虽然煤气灯的种类很多，但其工作原理相似，都是利用煤气和空气在适当比例下混合燃烧得到高温。

　　煤气灯的构造如图2.1所示，它是由金属灯管和灯座两部分组成，金属灯管的下部有螺旋与灯座相连。灯管下部的几个圆孔为空气入口，旋转灯管可调节空气的进入量。旋转灯座下端或旁边的螺旋可调节煤气的进入量。煤气进入量的大小也可用煤气开关来调节。煤气量和空气量按适当比例混合可使煤气完全燃烧，此时火焰为正常火焰。正常火焰分为三个锥形区域（图2.2）：区域1为氧化焰（外焰），是煤气完全燃烧的区域，火焰呈淡紫色，温度最高，大约900℃；区域2为还原焰（内焰），煤气燃烧不完全，火焰呈淡蓝色，温度不高，大约500℃；区域3为焰心，煤气和空气混合未燃烧，火焰呈黑色，温度最低，大约300℃。实验中一般都用氧化焰加热。

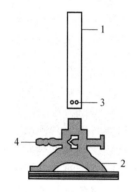 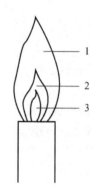

图2.1　煤气灯的构造　　　　　　图2.2　煤气灯火焰
1-灯管；2-灯座；3-空气入口；4-煤气入口　　　1-氧化焰；2-还原焰；3-焰心

下面介绍煤气灯的使用方法：

　　（1）先将煤气灯的金属灯管旋紧，使空气进口完全关闭，然后点燃煤气，此时因空气不足，煤气因燃烧不完全而析出碳质，呈现光亮的黄色火焰。

　　（2）旋转灯座下端或旁边的螺旋，或旋转煤气开关以调节煤气的进入量，控制火焰大小。

　　（3）将灯管慢慢旋松，使空气渐渐进入灯管内与煤气混合，同时观察火焰的颜色变化，直至得到正常火焰。

　　如果点燃煤气时，空气的进入量过大，就会产生回缩火焰。可以看到煤气灯管口火焰消失，或者变为细长的一条绿色火焰，并能听到特殊的嘶嘶声，嗅到煤气的臭味，此时必须立即关闭煤气开关。回缩火焰常把金属灯管烧得很热，注意切勿立即用手旋转灯管，以免烫伤，要待灯管冷却后，才能重新调节和点燃。

二、电加热器

实验室使用的电加热器有电吹风、红外灯、电炉、电热套、马弗炉、烘箱等。图2.3是化学实验中常用的电热套。它是一种碗状电加热器，由玻璃纤维与电热丝盘成的内套、中间的保温材料和金属外壳组成。电热套有100mL、250mL、500mL、1000mL等不同规格，用于放入各种规格的反应瓶。加热温度可用调压变压器控制，最高可加热到400℃。电热套的特点是调温范围宽，加热均匀，热效率高，不见明火，使用安全。它是化学实验中常用的一种简便、安全的加热装置。

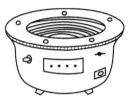

图2.3　电热套

第四节　简单玻璃加工方法

玻璃加工操作在化学实验中占有非常重要的地位。例如，搅拌溶液的玻璃棒、吸取液体的滴管、点样或测熔点用的毛细管等都需要通过玻璃加工来完成。本节主要介绍玻璃管的切割、弯曲和拉细等基本操作。

一、玻璃管的切割

切割玻璃管可用三角锉刀或小砂轮在需要割断处朝一个方向挫一条深痕，一般挫2～3次。折断玻璃管时，用两手握住玻璃管，以大拇指顶住挫痕背面的两边，轻轻向前推，同时朝两边拉，玻璃管即平整地断开（图2.4）。断口处边缘锋利，必须在火中烧熔使其圆滑（熔光），烧熔时将玻璃管切面斜插入煤气灯的氧化焰中（图2.5），边烧边来回转动，直至管口圆滑。但加热时间不宜太长，以免管口缩小。

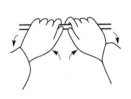

图2.4　玻璃管的切割

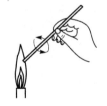

图2.5　玻璃管的熔光

二、玻璃管的弯曲

弯曲玻璃管时先用小火预热一下，然后双手握住玻璃管，将要弯曲的部分放在鱼尾灯头的火焰上加热（玻璃管受热长度达5～8cm），为了受热均匀，玻璃管应朝一个方向不断缓慢转动（图2.6），并注意两手用力匀称，以免造成玻璃管扭曲。当玻璃管软化后移离火焰，稍停1～2s，待温度均匀，轻轻地弯成所需要的角度，并等冷却变硬后再松手。注意不要用力过大，否则弯曲处易瘪陷。大于120°的弯管可一次弯成，如果玻璃管要弯成较小的角度，需分几次来弯曲，每次弯一定角度，重复操作数次，以达到所需的角度。

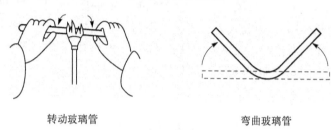

转动玻璃管　　　　　　　　　　弯曲玻璃管

图 2.6　玻璃管的弯曲

三、玻璃管的拉细

拉细玻璃管可制作毛细管、滴管等。

（一）拉制毛细管

拉制毛细管时，将玻璃管（直径为1cm，壁厚为1mm左右）放在火焰上加热，并不断转动玻璃管，当烧至发黄变软时从火焰中取出，稍停，水平向两边拉开，使之成为内径符合要求的毛细管。制作的毛细管可用于点样、测定熔点等。如要制作测熔点用的毛细管，要将拉制的毛细管截成15cm左右的小段，两端都用小火封闭（封端时将毛细管成45°角在小火边缘加热，并不断旋转）。使用时只要将毛细管从中间割断，即得两根熔点毛细管。

（二）拉制滴管

制作滴管的方法类似于拉制毛细管，将玻璃管拉成适当管径，在石棉网上冷却，截断后在弱火焰上把管口烧圆。为了便于套乳胶头，可将粗端烧到红热后，用金属锉刀柄斜放在管口内迅速而均匀地旋转，将管口扩大。

第五节　基本称量仪器的使用方法

称量是化学实验中最基本的操作。天平是常用的称量仪器。根据称量要求的精度不同，需要选择不同种类的天平。化学实验中使用的天平有托盘天平、分析天平和电子天平。目前实验室中最常用的是电子称量仪器——电子天平。下面介绍托盘天平和电子天平的使用方法。

一、托盘天平

托盘天平（图 2.7）是实验室粗称样品的称量仪器。一般能称准至 0.1g，有的可称准至 0.01g。在称量前，首先将游码归零，调节托盘下面的平衡螺丝，使指针位于刻度盘的中心线上。称量时，左盘放称量物，右盘放砝码。用镊子先加大砝码，再加小砝码，标尺以内的质量（10g 或 5g）通过移动游码来添加。当两边平衡时，指针停在刻度盘的中心线位置（允许偏差在 1 个小格之内），此时砝码加游码的质量就是该样品的质量。称量完毕，将砝码放回砝码盒，游码拨回标尺的零处，并把托盘天平清理干净。

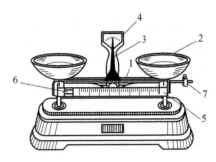

图 2.7　托盘天平

1-横梁；2-托盘；3-指针；4-刻度盘；

5-游码标尺；6-游码；7-平衡螺丝

使用托盘天平时应注意以下几点：

（1）不可称量热的物品。

（2）化学药品不能直接放在托盘上。应视其性质选用称量纸、表面皿或烧杯。易吸潮或具有腐蚀性的药品必须放在玻璃容器内。

（3）砝码不能用手拿，要用镊子夹取，使用后立即放回砝码盒内。

二、电子天平

电子天平是高精度的电子称量仪器，它是根据电磁学原理制造的，具有数字显示、自动调零、自动校准、扣除皮重、故障显示、输出打印等功能。电子天平具有称量快速、准确，且操作简便等优点，是目前较好的称量仪器。

电子天平的型号有很多，测量精度各不相同，可称准至 0.1g（十分之一）、0.01g（百分之一）、0.001g（千分之一）和 0.0001g（万分之一），可以根据需要选用不同规格的电子天平。化学实验中最常用的为万分之一电子天平（精确称量时用）和十分之一电子天平（粗略称量时用）。

下面介绍 AA-200 电子天平（图 2.8）的使用方法：

（1）将天平下端的气泡式水平仪调整至水平。

（2）接通电源，预热 1h 后进行称量操作。

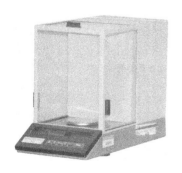

图 2.8　AA-200 电子天平

（3）轻按$\boxed{\text{ON}}$键，即开启显示器，电子天平进行自检，当显示屏左侧显示"0.0000g"，右侧显示"GRAM"时，即可开始称量。

（4）置容器于秤盘上，关闭天平侧门，显示的读数为容器质量。

（5）按去皮键$\boxed{\text{Tare}}$，此时显示屏显示"0.0000g"，即天平去皮重。

（6）置样品于容器中，关闭天平侧门，所显数字即为该样品的质量，记录称量结果。

第六节　基本容量器皿的使用方法

化学实验中经常要用一些已知容量的玻璃仪器来测量溶液的体积，如量筒、容量瓶、移液管和滴定管等。这些仪器在使用时，必须掌握正确的操作方法，否则不能量得准确的体积，将会影响测定的结果。下面介绍这些玻璃仪器的使用方法。

一、量筒

量筒是用来量取液体体积的容器，有5mL、10mL、25mL、50mL、100mL等多种规格，可在精度要求较低时使用。

量筒的使用方法：向量筒中注入液体时，左手拿量筒，使量筒略倾斜，右手拿试剂瓶，瓶口紧挨着量筒口，使液体缓缓流入。待注入的量比所需要的量稍少时，改用滴管滴加到所需要的量。读数时应使眼睛的视线和量筒内弯月面的最低处保持水平（图2.9），俯视时读数偏高，仰视时读数偏低。

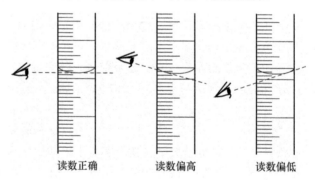

图2.9　量筒的读数方法

二、容量瓶

容量瓶（图2.10）是一种用于配制准确浓度溶液的玻璃仪器。它是一种细颈梨形平底的玻璃瓶，带有磨口玻璃塞，颈上刻有环形标线，表示在所指温度下液体充满至标线时瓶内液体的体积。通常有 50mL、100mL、250mL、500mL、1000mL 等多种规格。

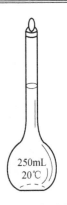

容量瓶使用之前必须检查瓶塞处是否漏水。往瓶中注入 2/3 容量的水，盖好瓶塞，用左手捏住瓶颈，食指按住瓶塞，右手托住瓶底，将瓶倒立 2min，观察瓶塞周围是否渗水，然后将瓶直立，转动瓶塞 180° 后，再倒立 2min，若无水渗出，即可使用。使用时，必须将容量瓶洗净。先用自来水，后用蒸馏水淋洗 2～3 次。如果较脏，可用铬酸洗液洗涤。

图 2.10 容量瓶

用容量瓶配制标准溶液时，先将精确称量的样品放在小

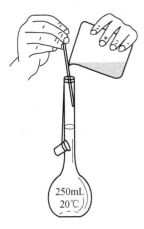

图 2.11 溶液的转移

烧杯中，加入少量溶剂，搅拌使其溶解。转移时，玻璃棒下端靠在瓶颈内壁，烧杯嘴贴紧玻璃棒，慢慢倾斜烧杯，使溶液沿玻璃棒缓慢流下（图 2.11），当溶液完全转移后，在烧杯口仍靠着玻璃棒并逐渐上移的同时慢慢将烧杯直立，使附着在玻璃棒与烧杯嘴之间的溶液流回烧杯中。用少量溶剂冲洗烧杯内壁 3～4 次，洗涤液按上述方法全部转移到容量瓶中。然后补充溶剂至容量瓶容量的 2/3 左右时，直立旋摇容量瓶，使溶液初步混合，然后继续稀释至液面接近标线，改用滴管逐滴加入至弯月面恰好与标线相切。盖上瓶塞，将容量瓶倒置，使气泡上升至顶部后，再倒转过来，如此反复多次，使溶液充分混匀。按照同样的方法，可将一定浓度的溶液准确稀释到一定的体积。

使用容量瓶时应注意以下几点：

（1）不能在容量瓶里进行溶质的溶解，应将溶质在烧杯中溶解后转移到容量瓶内。

（2）容量瓶不能进行加热。如果溶质在溶解过程中放热，要待溶液冷却后再进行转移，否则所量体积就会不准确。

三、移液管

移液管是一种准确转移一定体积溶液的量器，有胖肚移液管（图 2.12）和刻度移液管（图 2.13）两种。胖肚移液管又称为移液管，它是一根中间膨大两端细长的玻璃管，上端管颈处刻有一条标线，是所移取溶液准确体积的标志。刻度移液管又称为吸量管，玻璃管上带有刻度，可以吸取不同体积的液体。

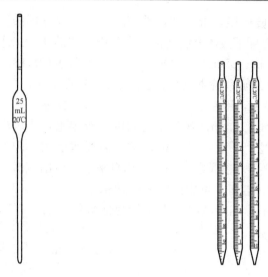

图 2.12　胖肚移液管（移液管）　　　　图 2.13　刻度移液管（吸量管）

移液管的使用方法：使用前应充分洗涤至内壁不挂水珠，用蒸馏水淋洗后，再用少量待移取的溶液淋洗 2～3 次，确保移取后溶液的浓度不变。未经待移取溶液淋洗过的移液管，不得插入要移取的溶液中。要将待移取的溶液倒入洗净并干燥的小烧杯中进行淋洗。先用滤纸将清洗过的移液管尖端内外的水分吸干，并插入小烧杯中吸取溶液，当吸至移液管容量的 1/3 时，立即用右手食指按住管口，取出，横持并转动移液管，使溶液流遍全管内壁，将溶液从下端尖口处排入废液杯内。如此操作，淋洗 2～3 次后即可吸取溶液。

用移液管吸取溶液时（图 2.14），一般先用右手拇指和中指握住移液管的上

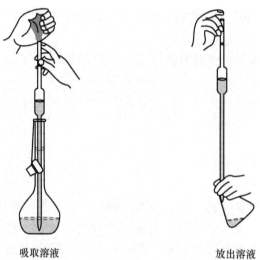

吸取溶液　　　　　　　　　　　　放出溶液

图 2.14　移液管的使用

部，将移液管插入液面以下。左手拿洗耳球，先将球内空气挤出，然后将洗耳球尖端插入移液管的上口并封紧管口，手慢慢放松，溶液便被吸入管内。当液面上升至标线稍高处，移开洗耳球并迅速用食指尖按住上管口，将移液管提离液面，左手倾斜容器，使管尖紧贴容器内壁，移液管保持直立，微微松动食指以控制管内溶液的流出，直至溶液的弯月面与标线相切，立即用食指压紧管口。将尖端的液滴靠壁去掉，然后取出移液管，插入承接溶液的容器中。从移液管内放出溶液时，移液管直立，接受器倾斜，管下端要紧贴接受器内壁，松开食指，让溶液自然顺壁流下，待溶液流尽后，停留15s，并将移液管左右转动一下，再取出移液管，管下口最后遗留下来的一滴溶液不可吹出（移液管上标明"吹出"者除外）。

吸量管的使用方法与移液管类似，可以量取不到整数体积的溶液。最常用的吸量管的容量有1mL、2mL、5mL、10mL等，可准确量取液体至0.1mL。使用吸量管量取液体时应尽量使用同一吸量管的同一部位，一般从刻度最上端开始放出所需的体积，避免使用尖端处的刻度。管下口最后一滴溶液不可吹出（吸量管上标明"吹出"者除外）。

四、滴定管

滴定管是用来进行滴定操作的玻璃器皿，用于测量滴定过程中所用标准溶液的体积。滴定管是用细长而均匀并具有准确刻度的玻璃管制成，一般滴定管的容量有25mL和50mL两种，它的刻度精确到0.1mL，可以估计到0.01mL，因此一般滴定管的读数可达到小数点后第二位。滴定管（图2.15）一般分为酸式滴定管和碱式滴定管两种。具有玻璃活塞的为酸式滴定管，用于盛装酸性或氧化性溶液；碱式滴定管盛装碱性溶液，其下端用橡皮管连接一个带有尖嘴的小玻璃管，橡皮管内的玻璃珠用来控制溶液的流速。酸式滴定管的玻璃活塞容易被碱性溶液腐蚀而黏合，所以不能盛装碱性溶液；而碱式滴定管也不能盛装对橡胶有腐蚀作用的溶液，如 HCl、H_2SO_4、$KMnO_4$、I_2、$AgNO_3$ 等溶液。

滴定管的使用步骤如下。

1. 检漏

滴定管在使用之前要检查是否漏水。在滴定管内

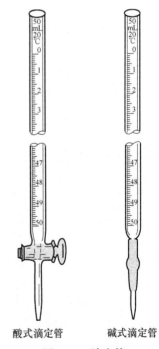

酸式滴定管　　　碱式滴定管

图2.15 滴定管

装入自来水，置滴定管架上静置 2min，观察是否有水渗出。如果是酸式滴定管，则将活塞旋转 180°再观察一次，没有漏水即可使用。若漏水或活塞转动不灵，则应重新涂凡士林。涂抹时应取下活塞，用滤纸将活塞及活塞套擦干，在活塞上涂一薄层凡士林，注意不要涂到活塞孔，以免堵塞。然后将活塞插入活塞套内，朝同一方向转动直至活塞呈均匀透明状。在活塞末端套上橡皮圈，固定活塞。涂好凡士林后，滴定管应再次检漏。如果是碱式滴定管漏水，可更换橡皮管或玻璃珠，直至合适为止。

2. 洗涤

无明显污渍的滴定管，可直接用自来水冲洗，否则，要先用洗涤液浸洗，然后用自来水冲洗，最后再用少量蒸馏水淋洗 2～3 次。洗涤时，加入 10～15mL 蒸馏水，两手平端滴定管，慢慢旋转，让水流遍全管内壁，然后从两端放出。洁净的滴定管内壁应不挂水滴。

3. 装液

在装入滴定用的标准溶液之前，先要用少量的标准溶液淋洗 2～3 次（每次 5～10mL），以除去留在滴定管内壁、活塞或下端橡皮管内的水分，以免稀释加入的标准溶液而改变溶液的浓度。淋洗方法与洗涤相似。标准溶液应从试剂瓶直接装入滴定管内，不可借助漏斗、小烧杯等其他容器。

4. 赶气泡

将标准溶液装满滴定管后，应检查管下端是否有气泡。如果酸式滴定管活塞

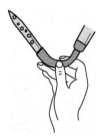

下端有气泡，应转动活塞，使溶液急速流下以带走气泡。如果是碱式滴定管，应使橡皮管向上弯曲，出口斜向上方，并用手指挤压玻璃珠附近的橡皮管，在玻璃珠旁形成一条狭窄的小缝，溶液从尖嘴口喷出，带走气泡（图 2.16）。

5. 读数

图 2.16　碱式滴定
管排除气泡法

读数前，滴定管应置于滴定管架上静置 1～2min。取下滴定管，用右手大拇指和食指捏住滴定管上部无刻度处，使其自然下垂，读数时眼睛的视线必须与弯月面的最低处在同一水平面上（图 2.17），否则将引起误差。注意，这里是指在无色或浅色溶液情况下的读数，深色溶液则应从液面的最高端读数。有些滴定管背后有一条白底蓝线，使显示的弧形液面比较清楚，便于读数（图 2.18）。开始滴定前，必须先读取滴定管上的读数（初读数），滴定完毕后，稍等片刻，再读取滴定管上的读数（终读数）。两次读数相减即得到滴定所用去溶液的体积。

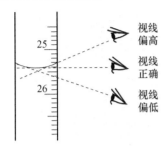
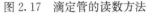

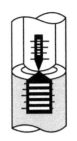

图 2.17　滴定管的读数方法　　　图 2.18　带有蓝线的滴定管的读数方法

6. 滴定操作

　　滴定一般在锥形瓶中进行，有时也可在烧杯中进行。读取初读数后，将滴定管尖嘴插入锥形瓶或烧杯口内约 1cm 处。在滴定时，一般用左手控制开关。在使用酸式滴定管时，用左手控制滴定管的活塞，拇指在前，食指和中指在后，手指微屈，轻轻向内扣住活塞，手心空握，以免活塞松动或顶出，如图 2.19 所示。在使用碱式滴定管时，左手拇指在前，食指在后，在玻璃珠所在部位捏挤橡皮管，使其与玻璃珠之间形成一条缝隙，即可控制溶液流出，如图 2.20 所示。注意不能捏挤玻璃珠下面的橡皮管，否则空气将被吸入滴定管尖端形成气泡。滴定时（图 2.21），左手按上述方法操作滴定管，右手前三指夹住锥形瓶瓶颈并向同一方向旋摇，使滴下的溶液能较快地分散而进行化学反应。若用烧杯滴定，则右手执玻璃棒，边滴边搅拌。滴定速度不宜过快，为 3～4 滴/秒。旋摇或搅拌时不要使瓶内溶液溅出。临近终点时，滴定速度要放慢，并用少量蒸馏水吹洗容器内壁，将溅起的溶液淋下，使作用完全。每加一滴摇匀一次，最后每加半滴摇匀一次。仔细观察溶液的颜色变化，直至终点，读取终读数。滴加半滴的方法是使溶液悬而未落，然后让其沿壁流入容器中，再用少量蒸馏水冲洗内壁，将内壁上附着的溶液冲入容器中。

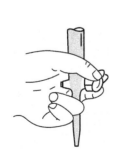

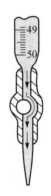

图 2.19　左手旋转活塞　　　　图 2.20　碱式滴定管溶液的流出

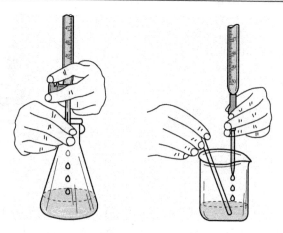

图 2.21　滴定操作

　　滴定完毕，滴定管中剩余的溶液应弃去，不得将其倒回原瓶，以免沾污整瓶溶液。最后洗净滴定管。注意：酸式滴定管不用时，应在活塞部分垫上薄纸，以防长时间放置后，活塞不能转动；碱式滴定管不用时，应将橡皮管取下，加滑石粉保存。

第七节　化合物的分离和提纯技术

一、重结晶和过滤

（一）重结晶

　　由化学反应直接获得的固体化合物往往是不纯的，其中常夹杂着一些未反应的原料、试剂、反应副产物或催化剂等。重结晶是提纯固体化合物最常用的方法。将固体化合物溶解在热的溶剂中，制成饱和溶液，再将溶液冷却重新析出结晶的过程称为重结晶。

　　固体化合物在溶剂中的溶解度和温度有着密切的关系，一般是温度升高溶解度增大。把固体溶解在热的溶剂中使之饱和，冷却后溶解度降低，溶液由于过饱和而析出结晶。利用溶剂对被提纯物及杂质的溶解度不同，可以使被提纯物从过饱和溶液中析出，而让杂质全部或大部分留在溶液中，从而达到提纯的目的。如果选择的溶剂使被提纯物易溶而杂质难溶，则在制备饱和溶液后，杂质在热溶液中不溶，趁热过滤可除去杂质，滤液冷却后被提纯物析出，从而达到提纯的目的。重结晶一般适合于纯化杂质含量低于 5％ 的固体化合物，杂质含量过高常会影响结晶生成的速度，有时变成油状物难以析出晶体，这时常可配合萃取、水蒸气蒸馏等方法提纯后再重结晶。

1. 溶剂的选择

重结晶操作中，选择适宜的溶剂是非常关键的，否则达不到提纯的目的。作为溶剂，应具备以下条件：

（1）不与被提纯物发生化学反应。

（2）较高温度下对被提纯物溶解度较高，室温或更低温度下溶解度很小。

（3）杂质在溶剂中的溶解度很小（当被提纯物溶解时，可将其过滤除去）或很大（当被提纯物析出结晶时，杂质仍留在母液中）。

（4）易与结晶分离，且能得到较好的晶形。

（5）溶剂价廉易得。

常用于重结晶的溶剂有水、乙醇、氯仿、丙酮、石油醚、乙酸乙酯等。如有几种溶剂都合适，则可根据重结晶的回收率、操作难易、溶剂毒性、易燃性、用量和价格等来选择。若难以找到一种合适的溶剂时，常使用混合溶剂重结晶，混合溶剂一般是由两种能以任何比例互溶的溶剂组成，其中一种对被提纯物溶解度较大，而另一种对被提纯物溶解度较小，这样常能获得良好的溶解性能。常用的混合溶剂有：乙醇-水、丙酮-水、吡啶-水、乙醚-甲醇（乙醇）、乙醚-丙酮、乙醚-石油醚等。

2. 重结晶的操作步骤

（1）将被提纯物溶解，制成饱和溶液。

（2）趁热过滤，除去不溶性杂质。若溶液含有色杂质，可加适量活性炭煮沸脱色，再过滤。

（3）冷却溶液，使之慢慢析出晶体。

（4）抽滤，分出晶体。

（5）用冷溶剂洗涤晶体，除去附着的母液。

（6）干燥后称量并计算收率。

使用活性炭脱色时应将要脱色的溶液稍冷后再加入活性炭（若将活性炭加到沸腾的溶液中会造成暴沸，使溶液冲出容器），活性炭的用量一般为干燥的粗产物质量的1%～5%。若发现经脱色后的溶液颜色仍较深，可用活性炭再处理一次。为了让活性炭充分吸附有色物质，加入活性炭后可煮沸5～10min，然后趁热过滤。

将盛有滤液的烧杯或锥形瓶置于冷水浴中迅速冷却并剧烈搅动，会得到颗粒很小的晶体。小晶体包含杂质少，但表面积大，吸附在其表面的杂质较多，过滤时用溶剂洗涤损失也较大。为了得到较大而均匀的晶体，可将滤液（如在滤液中已析出晶体，可加热使之溶解）在室温或保温下静置，使其缓慢冷却。若溶液已冷却而过饱和但仍未析出晶体，可用玻璃棒摩擦器壁，以形成粗糙面，溶质分子易呈定向排列而形成晶体。或者可以投入一粒同一物质的晶体作为晶种以供给晶核，使晶体迅速生成。如果没有该物质的晶体，可用玻璃棒蘸一些溶液，稍干后就会析出晶体。

重结晶操作中有时会碰到被提纯物呈油状物析出，通常杂质（特别是有色杂质）在油状物中比在溶剂中溶解度大得多，当油状物长期静置或充分冷却后虽然也可以固化，但这样形成的固体含有较多杂质，甚至有时根本未起到纯化的作用。生成油状物的原因之一是制成的热饱和溶液的温度比被提纯物的熔点高，有时即使其温度与被提纯物熔点相仿，但由于杂质、溶剂的影响，被提纯物的凝固点降低，所以制成的饱和溶液的温度必须控制在其熔点以下，以避免油状物出现。出现了油状物后用大量溶剂稀释，虽然可防止油状物生成，但会损失很多产物。实验中出现油状物的处理方法主要有：①可将析出油状物的溶液加热重新溶解，然后快速冷却，同时剧烈搅拌，使溶质在均匀分散的情况下迅速固化，这样可以得到较纯的物质。②可吸出油状物，由于大部分杂质溶于油状物中，溶液中杂质相应减少很多，再加入晶种常可得到较好的晶体，吸出的油状物若很少可弃之，若较多，可溶于过滤了样品的母液中再处理。

（二）过滤

通过置于漏斗中的滤纸将晶体或沉淀与液体分离的操作称为过滤。常用的过滤方法有普通过滤、热过滤和减压过滤。可根据实验的不同需要进行选择。重结晶操作中使用热过滤和减压过滤。

1. 热过滤

为了保持过滤液体的温度，避免在过滤时因溶液冷却而析出结晶，造成操作上的困难和损失，需要采用热过滤操作。在热过滤时可选用颈短而粗的漏斗，烘热后趁热过滤，或用热水漏斗。漏斗内放入折叠滤纸，由于折叠滤纸的表面较大，过滤速度比一般滤纸要快。折叠滤纸的折法有多种，这里介绍其中的一种。如图2.22所示，先把滤纸对折，展开后将折痕1和2对齐，再对折形成3，折叠2到3形成4，1到3形成5［图2.22（a）］；折叠2到5形成6，1到4形成7［图2.22（b）］；折叠2到4形成8，1到5形成9［图2.22（c）］；整理滤纸，折痕都朝同一个方向［图2.22（d）］；在1和9、9和5、……之间，向相反方向折出新折痕［图2.22（e）］；打开并翻转备用［图2.22（f）］。注意在每次折叠时，尖端处不要用力折压，以免磨损。过滤前先用少量热溶剂润湿滤纸，以免干滤纸吸收溶液中的溶剂而使晶体析出堵住滤纸孔。

在热过滤操作时，可分多次将溶液倒入漏斗中，每次不宜倒入过多（溶液在漏斗中停留时间长，易析出晶体），也不宜过少（溶液量少散热快，易析出晶体）。未倒入的溶液应注意随时加热，保持较高温度，以便顺利过滤。

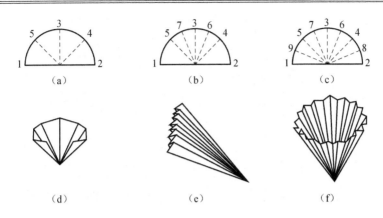

图 2.22　折叠滤纸的折叠顺序及形状

2. 减压过滤

将晶体从母液中分离出来常用布氏漏斗进行减压过滤（或抽气过滤），如图 2.23 所示。减压过滤的特点是过滤和洗涤的速度较快，液体和晶体的分离也较完全。减压过滤装置一般由布氏漏斗、吸滤瓶、安全瓶和减压泵等组成。通常布氏漏斗配以橡皮塞，装在玻璃的吸滤瓶上，吸滤瓶的支管则用较耐压的橡皮管和安全瓶相连接，安全瓶再和减压泵相连。减压过滤前，需检查整套装置的气密性，布氏漏斗下端的斜口要正对吸滤瓶的侧管，放入布氏漏斗中的滤纸应比漏斗内径略小，以能全部覆盖漏斗滤孔为宜。过滤时先用少量溶剂把滤纸润湿，然后打开减压泵，使滤纸紧贴在漏斗的底面上，以防晶体在抽滤时自滤纸边沿吸入瓶内。把要过滤的混合物倒入漏斗中，使其均匀地分布在整个滤纸面上，待漏斗中液体抽干后，再用倒置的玻璃瓶塞在晶体表面挤压，将母液尽量抽干，使之成为一个滤饼，最后再洗去晶体表面的少量母液。洗涤时应暂时停止抽气，恢复常压，加入适量溶剂使恰能盖住滤饼，静置片刻，待溶剂渗透滤饼并开始有滤液从漏斗下端滴下时重新抽气，再把滤饼尽量抽干、压干。这样洗涤 1～2 次就可以把滤饼洗净。如果所用溶剂沸点较高，较难挥发，在用原溶剂洗涤一次后可用低沸点的溶剂再洗一次，使最后的晶体容易干燥，但此溶剂必须和原来的溶剂相混溶且对晶体是微溶或不溶的。停止抽滤时应先打开安全瓶上的二通活塞，然后关闭减压泵。

过滤少量晶体可用一个普通小漏斗加一个玻璃钉或一块细孔磁板，并以抽滤管代替吸滤瓶，如图 2.24 所示。玻璃钉的脚应较小，且比漏斗的颈略长。玻璃钉上覆盖一张圆滤纸，其直径要比玻璃钉略大。溶剂润湿后进行抽气，并用玻璃棒或刮刀挤压，使滤纸边沿紧贴漏斗壁，以防晶体自玻璃钉与漏斗的间隙处漏下。过滤、洗涤、抽干后将漏斗取下倒置在干净的表面皿上，轻推玻璃钉脚，晶体便落在表面皿上。

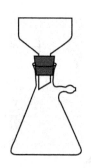
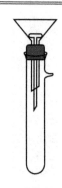

图 2.23　布氏漏斗和吸滤瓶　　　图 2.24　玻璃钉和抽滤管

二、萃取

萃取是分离或提纯化合物的常用操作。通过萃取可以从液体或固体混合物中提取化合物，也可以洗去混合物中少量杂质，通常称前者为萃取，后者为洗涤。

萃取通常分为两种：一种是用溶剂从液体混合物中分离物质，称为液-液萃取；另一种是用溶剂从固体混合物中分离所需的物质，称为液-固萃取。

（一）液-液萃取

液-液萃取又分为两类，一类是利用物质在两种互不相溶（或微溶）的溶剂中溶解度的不同来提取、分离。

两种互不相溶的液体 A 和 B 中加入少量溶质时，此溶质在 A 和 B 中的溶解度不同。如果温度一定，则达到平衡时溶质在液体 A 和 B 中浓度之比是一个常数 K：

$$K = \frac{c_A}{c_B} \tag{2.1}$$

式中，K 为分配系数。式（2.1）称为分配定律。K 值可近似看成溶质在两种溶剂中溶解度之比。萃取就是应用这一原理对各种有机物的混合溶液进行分离和提取的一种方法。

若用与水不相溶（或微溶）的有机溶剂来萃取水溶液中的某种有机化合物，设 A 为含有某有机化合物的水溶液，B 为有机溶剂，可将两者分别放入分液漏斗中。经多次振摇后，由于有机物在有机溶剂中的溶解度大于在水中的溶解度，所以可以将有机物从水溶液中萃取出来。

应用分配定律，可以计算在反复萃取后，溶质在 A 溶液中剩余的量。设 A 溶液的体积为 $V_A(mL)$，含有溶质的质量为 $W(g)$，B 溶剂的体积为 $V_B(mL)$。用 B 溶剂萃取溶质，第一次萃取后，A 溶液中剩余溶质的质量为 $W_1(g)$，则溶

质在 A 溶液和 B 溶液中的浓度分别为

$$c_A = \frac{W_1}{V_A}, \quad c_B = \frac{W - W_1}{V_B}$$

所以，

$$K = \frac{c_A}{c_B} = \frac{\dfrac{W_1}{V_A}}{\dfrac{W - W_1}{V_B}} = \frac{W_1 V_B}{(W - W_1)V_A}$$

一次萃取后 A 溶液中剩余溶质的质量 $W_1(g)$ 为

$$W_1 = W \frac{KV_A}{KV_A + V_B}$$

如果用等量的 B 溶剂萃取两次，则在 A 溶液中剩余溶质的质量 $W_2(g)$ 为

$$W_2 = W_1 \frac{KV_A}{KV_A + V_B} = W \left(\frac{KV_A}{KV_A + V_B} \right)^2$$

显然，经过 n 次萃取后 A 溶液中剩余溶质的质量 $W_n(g)$ 为

$$W_n = W \left(\frac{KV_A}{KV_A + V_B} \right)^n \tag{2.2}$$

由式（2.2）可以看出，W 是一定值，要使 W_n 值减小，最好增加 n 值，也就是说把一定量的溶剂分成 n 份，多次萃取比用全部溶剂的量作一次萃取的效率要高。但当萃取超过 5 次时，萃取效率增加已很小。实际操作中，一般用有机溶剂萃取 3～4 次即可。此外，为了提高萃取效率，还可在水溶液中加入一些与溶剂、有机物都不反应的电解质（如氯化钠），利用盐析效应可以降低有机物在水相中的溶解度，使萃取较为完全。

另一类萃取是利用萃取剂能与被萃取物发生化学反应，以达到除去少量杂质和分离混合物的目的。常用的萃取剂有 5% NaOH、5% Na_2CO_3、5% $NaHCO_3$、稀 HCl、稀 H_2SO_4 和浓 H_2SO_4 等。碱性萃取剂可以从有机相中萃取出有机酸或除去酸性杂质；酸性萃取剂则可从有机相中萃取出有机碱或除去碱性杂质；浓硫酸则可从饱和烃、卤代烷中除去不饱和烃、醇和醚等。

选择萃取剂时，萃取剂既要对被萃取物的溶解度大，又要在萃取后易与该物质分离，因此所选溶剂的沸点最好低一些。一般水溶性较小的物质可用石油醚萃取，水溶性较大的物质可用乙酸乙酯萃取。由于有机溶剂或多或少溶于水，所以第一次萃取时溶剂的量要比后面几次多一些。

液体物质的萃取常在分液漏斗中进行（图 2.25）。使用前在分液漏斗中装入水，检查顶塞与活塞是否渗漏。在确保分液漏斗顶塞与活塞关闭时严密，活塞开启后畅通的情况下方可使用。先将液体与萃取剂（或洗液）由分液漏斗的

医学化学实验

上口倒入（液体在分液漏斗中所占的容积不应超过 2/3），盖好顶塞，右手捏住漏斗上口颈部，并用食指压紧顶塞，左手握住活塞，握持活塞的方式既要能防止振荡时活塞转动或脱落，又要便于灵活地旋开活塞。将分液漏斗倾斜，使漏斗的上口略朝下（图 2.26），振荡溶液，振荡时应及时打开活塞放出蒸气或产生的气体，使内外压力平衡。排气时分液漏斗仍保持出口管向上的倾斜状态，但出口管不能对着自己或他人。若萃取用的溶剂是易挥发的物质如乙醚、苯等，振荡后更应注意及时放气，以免塞子被顶开而出现漏液。振荡数次后将分液漏斗放在铁圈上静置，液体分成清晰的两层后就可以进行分离。分液时，下层液体经活塞放出，上层液体从漏斗上口倒出。上层液体切不可从活塞放出，以免被残留在漏斗颈部的下层液体沾污。

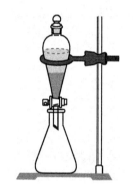 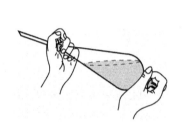

图 2.25　分液漏斗　　　　图 2.26　分液漏斗的操作

（二）液-固萃取

液-固萃取是用溶剂分离提取固体混合物中某组分的过程，可采用回流或索氏提取。

1. 回流

回流可用于提取化合物，也可进行化学反应。回流装置如图 2.27 所示，将固体物质与溶剂置于圆底烧瓶中加热，固体中的组分进入溶液中，溶液中某组分的含量取决于该组分在溶剂中的溶解度。回流的操作方法：提取前，将固体样品放入圆底烧瓶中并加入溶剂（不要超过圆底烧瓶容积的 2/3），烧瓶上安装回流冷凝管。回流冷凝管的选择主要根据溶剂的沸点，140℃以下采用球形冷凝管，高于 140℃时应采用空气冷凝管。选择适当的热浴加热，控制加热温度，使回流速度为 1～2 滴/秒（对于球形冷凝管，蒸气不应超过 2 个球）。为提取完全，一般要进行多次提取。

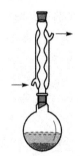

图 2.27　回流装置

2. 索氏提取

为了提高萃取效率，实验室常用索氏（Soxhlet）提取器提取化合物。索氏提取是利用溶剂加热回流及虹吸，使固体物质每次均被纯的溶剂所萃取。索氏提取法的优点是提取效率高，溶剂用量少，但不适用于对热易分解或变色的物质的提取。索氏提取装置如图 2.28 所示。提取前，先将固体物质研细以增加溶剂浸溶的面积，然后放入滤纸套筒内，置于提取器中，注意滤纸套筒的高度不得超过虹吸管。圆底烧瓶中加入几粒沸石，将提取器安置在圆底烧瓶上，往提取器中加入溶剂，使之通过虹吸管流入烧瓶，溶剂占烧瓶容积的 2/3 左右。提取器上安置回流冷凝管。

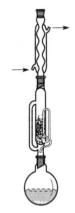

图 2.28　索氏提取装置

选择适当的热浴加热溶剂使其沸腾回流。加热时，溶剂蒸气通过虹吸管一侧的玻璃管上升，至冷凝管遇冷凝结成液体流入提取器并浸泡萃取固体物质，当液面超过提取器的虹吸管时，提取液通过虹吸管自动流回烧瓶，溶剂受热再次蒸发，纯溶剂再次冷凝进入提取器。如此循环，利用加热、回流、溶解、虹吸作用，使固体中的物质逐步被萃取到烧瓶中，达到高效率萃取。

三、蒸馏

（一）常压蒸馏

在常压下，将液体加热至沸腾，使其变为蒸气，再将蒸气冷凝为液体，收集到另一个容器中，这两种过程的联合操作称为蒸馏。蒸馏是提纯物质和分离混合物的一种重要方法，通过蒸馏还可以测定化合物的沸点，对鉴定纯粹的液体化合物也具有一定意义。

图 2.29 为常压蒸馏的装置，主要由气化、冷凝和接受三部分组成。安装常压蒸馏装置时，先以热源高度为基准，用铁夹将圆底烧瓶固定在铁架台上，再按由下而上，从左向右的顺序，依次安装蒸馏头、温度计、冷凝管、接受管和接受器。装置应该做到横平竖直。常压蒸馏时还应注意下面几点：

（1）蒸馏的液体样品体积通常不能超过圆底烧瓶容积的 2/3。

（2）铁夹固定圆底烧瓶时，不要夹得太紧，否则加热时瓶颈可能因膨胀而破裂。

（3）温度计水银球的上端与蒸馏头侧管下沿齐平，以便蒸馏时水银球能完全为蒸气所包围，准确测量出蒸气的温度。

（4）冷凝管的进水口需在下部，出水口在上部，使水流与蒸气成对流方向，从而提高冷凝效果。

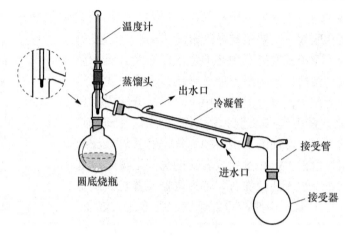

图 2.29　常压蒸馏装置

（5）当蒸馏沸点高于 140℃的物质时，应改用空气冷凝管，若使用直形冷凝管，冷凝管会因液体蒸气温度较高而炸裂。

（6）在同一实验桌上装置几套蒸馏装置且相互间的距离较近时，每两套装置的相对位置必须是圆底烧瓶对圆底烧瓶，或是接受器对接受器，以防止火灾发生。

（7）蒸馏前务必加入沸石，以防液体暴沸。如果发现未加沸石，补加时应移去热源，待稍冷后方可加入。如果沸腾一度中止，在重新加热前应放入新的沸石，因为原来的沸石在加热时已被逐出了大部分空气，在冷却时又吸附了液体，可能已经失效。

（8）加热前，必须检查装置各连接处的气密性，整套装置应与大气相通。

（9）加热时，先用小火加热，逐渐增大加热强度，控制馏出速度为 1～2 滴/秒。蒸馏时常会有一些温度较低的液体先蒸出，这部分馏出液称为前馏分，随着前馏分的蒸出，温度逐渐上升并趋于稳定，这时蒸出的就是较纯的物质，应立即换一个洁净、干燥并已称量的接受器，记下这部分液体开始馏出和收集到最后一滴时的温度读数，即为该馏分的沸程（沸点范围）。

（10）每当一种馏分蒸完后，温度会突然下降，此时若无其他馏分则可立即停止加热，否则升高温度继续蒸馏。注意不要将液体蒸干，以免圆底烧瓶破裂或发生其他意外事故。

（11）蒸馏结束时，应先停止加热，待稍冷后再停止通冷凝水。拆除仪器的次序与装配时相反。应先取下接受器，然后依次拆下接受管、冷凝管、温度计、蒸馏头和圆底烧瓶。温度计待冷却后再清洗，以免炸裂。

（二）减压蒸馏

减压蒸馏是分离和提纯有机化合物的一种重要方法。液体的沸点是指该液体的蒸气压等于外界大气压时的温度，液体沸腾的温度随外界压力的降低而降低。当压力降到 $1.3\sim2.0$ kPa（$10\sim15$ mmHg，1mmHg＝133.3Pa）时，可使沸点降低 $80\sim100$℃。使用减压泵（水泵或油泵）与蒸馏装置相连接，使体系内的压力降低，就可以在较低的温度下进行蒸馏，这就是减压蒸馏。减压蒸馏的目的是精制一些沸点很高，且在高温下易分解、易氧化或易聚合的液体，以及一些低熔点、黏稠的化合物。

在进行减压蒸馏时，应预先粗略估计化合物在某一压力下的沸点。在实际操作中经常使用图 2.30 的曲线估计。

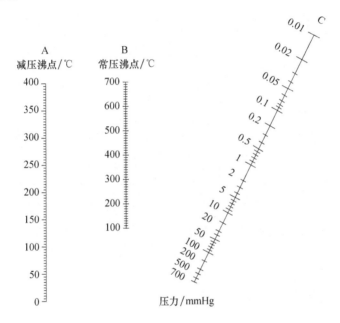

图 2.30　液体在常压下的沸点与减压下的沸点的近似关系图

例如，甘油在常压下的沸点为 290℃，按经验曲线可估计在真空度为20mmHg 时，其沸点约为 182℃，当真空度降低为 5mmHg 时，其沸点约为156℃。

1. 减压蒸馏装置

减压蒸馏装置包括蒸馏、减压和测压三个部分。

1) 蒸馏装置

蒸馏部分与常压蒸馏装置相似，不同的是需要使用克氏蒸馏头。圆底烧瓶上接克氏蒸馏头，其作用是避免减压蒸馏时瓶内液体由于沸腾而冲入冷凝管中。温度计安装在克氏蒸馏头的侧管中，其位置要求与常压蒸馏相同。克氏蒸馏头的直管口插入一根毛细管，其下端距瓶底 $1\sim2$ mm，上端有一段带螺旋夹的橡皮管，用以调节空气的进入量,在液体中形成气化中心,使蒸馏平稳进行。接受器可用耐压的圆底烧瓶,也可用吸滤瓶。

　2) 减压装置

　实验室中常用水泵或油泵对体系抽真空来进行减压。水泵所能达到的最低压力为室温下水的蒸气压,水泵可把压力减低到 2.0～2.7kPa (15～20mmHg),这样的真空度已可满足一般减压蒸馏的需要。使用水泵的减压蒸馏装置较为简便,如图 2.31 所示。

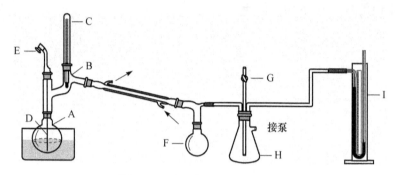

图 2.31　减压蒸馏装置(水泵)

A-圆底烧瓶；B-克氏蒸馏头；C-温度计；D-毛细管；E-螺旋夹；F-接受器；

G-二通活塞；H-安全瓶；I-压力计

　使用油泵能达到更高的真空度,但油泵的结构较精密,工作条件要求严格。蒸馏时如有挥发性的有机溶剂、水或酸雾等都会损坏油泵。因此,使用油泵减压时需设置防止有害物质侵入的保护体系,它们是由安全瓶、冷却阱、氯化钙吸收塔、氢氧化钠吸收塔等组成(图 2.32)。

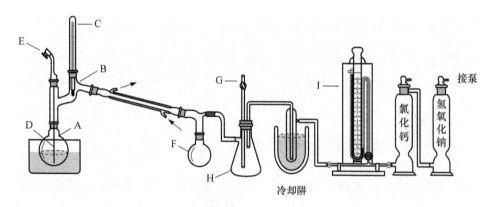

图 2.32　减压蒸馏装置(油泵)

A-圆底烧瓶；B-克氏蒸馏头；C-温度计；D-毛细管；E-螺旋夹；F-接受器；

G-二通活塞；H-安全瓶；I-压力计

3）测压装置

减压系统的压力通常采用水银压力计来测量，水银压力计分为开口式和封闭式两种。图2.31减压装置中为开口式水银压力计，其测定方法是：先记录压力计两臂汞柱高度之差（mmHg），然后用当时的大气压力（mmHg）减去这个差值，即得蒸馏系统内的实际压力（mmHg）。这种压力计准确度较高，但安全性较差，操作不当，汞易冲出。另外一种为一端封闭的水银压力计（图2.33），可以直接读出装置内的压力，即两臂汞柱高度之差就是蒸馏系统内的真空度。测定时，通常把滑动标尺的零点刻度线调整到U形管右臂的汞柱顶端线，左臂汞柱顶端线的刻度即为蒸馏系统内的压力。

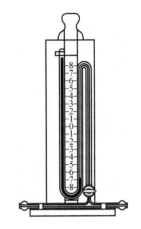

图2.33　U形管水银压力计

实验室常用封闭式水银压力计，其优点是简易轻巧、读数方便，但应避免水和其他脏物进入U形管而影响其准确度。

2. 减压蒸馏操作

1）搭建装置

在圆底烧瓶中放置待蒸馏的液体（不超过其容积的1/2），按图2.31搭好装置，旋紧毛细管上的螺旋夹，打开安全瓶上的二通活塞，然后开泵抽气，逐渐关闭活塞，从压力计上观察系统所能达到的真空度。如果达不到所需的真空度，可检查各部分的连接是否紧密；如果超过所需的真空度，可小心地旋转活塞，慢慢引入少量空气以调节所需的真空度。调节螺旋夹，使液体中有连续平稳的小气泡通过。

2）加热蒸馏

当系统内压力符合要求并稳定后，开启冷凝水，选用合适的热浴加热蒸馏。加热时，圆底烧瓶至少应有2/3浸入浴液中。控制浴温比待蒸馏液体的沸点高20~30℃，使馏出速度为1~2滴/秒。在整个蒸馏过程中，应密切注意温度计和压力计的读数，并记录第1滴馏出液滴入接受器及蒸馏结束时的温度和压力，纯物质的沸点范围一般不超过1~2℃。

3）结束蒸馏

蒸馏完毕，先移去热源，撤下热浴，旋开螺旋夹。待稍冷后，慢慢打开活塞，使压力计中的水银缓缓恢复原状。注意，若活塞打开太快，汞柱会快速上升，有时会冲破压力计。待系统内外压力平衡后方可关闭减压泵，拆卸仪器。

3. 旋转蒸发仪

旋转蒸发仪（图2.34）是目前实验室常用的一种减压蒸馏装置，它是蒸发、浓缩、结晶、分离、溶剂回收等实验过程中必不可少的仪器设备。旋转蒸发仪的特点是操作简单、使用方便、蒸馏效率高。操作时由于蒸馏瓶在不断旋转，液体

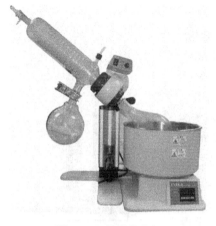

图 2.34　旋转蒸发仪

在瓶壁上形成大面积的均匀薄膜，恒温水浴对蒸馏瓶均匀加热，溶剂在真空条件下快速蒸发，溶剂蒸气经冷凝管冷却后，回收于接受瓶中。旋转蒸发仪操作过程：把装有待蒸液体（液体的量不应超过蒸馏瓶容积的 2/3）的蒸馏瓶套紧在蒸发仪的旋转轴上，然后开启水泵，关闭蒸发仪的放气活塞，达一定真空度后调整蒸馏瓶的高度，使蒸馏瓶的 2/3 浸入水浴中，接通冷凝水，调节蒸馏瓶的转速，设定水浴温度，控制蒸馏速度。蒸馏完毕，应先停止旋转，调整高度使蒸馏瓶离开水浴，然后打开蒸发仪放气活塞放气，关闭水泵、冷凝水，取下蒸馏瓶，接受瓶中的溶剂可根据要求回收或置废液瓶中保存。

（三）水蒸气蒸馏

将水蒸气通入有机物中，或将水与有机物一起加热，使有机物与水共沸而馏出的操作称为水蒸气蒸馏。水蒸气蒸馏是分离、提纯化合物的常用方法。此法常用于下列几种情况：

（1）从大量树脂状杂质或不挥发性杂质中分离化合物。

（2）除去易挥发的杂质。

（3）从固体多的反应混合物中分离被吸附的液体产物。

（4）某些高沸点的化合物，在常压蒸馏时本身会被破坏（如分解、变色等）。

用水蒸气蒸馏的化合物应具备下列条件：

（1）不溶或难溶于水。

（2）在沸腾下与水长时间共存不会发生化学变化。

（3）在 100℃ 左右必须具有一定的蒸气压（一般不小于 1.333kPa 即 10mmHg），并能随水蒸气蒸发。

当与水不混溶的物质和水一起存在时，根据道尔顿分压定律，它们的蒸气压力 p 应为水蒸气压 p_A 和此物质蒸气压 p_B 之和，即 $p = p_A + p_B$，p 随温度升高而增大，当温度升高到 p 等于外界大气压时，该体系开始沸腾，这时的温度为该体系的沸点，此温度比体系中任一组分的沸点都低。蒸馏时，混合物沸点保持不变，直至该物质全部随水蒸出，温度才会上升至水的沸点。蒸出的是水和与水不混溶的物质，很容易分离。

水蒸气蒸馏装置如图 2.35 所示，包括水蒸气发生、蒸馏、冷凝和接受四个部分。

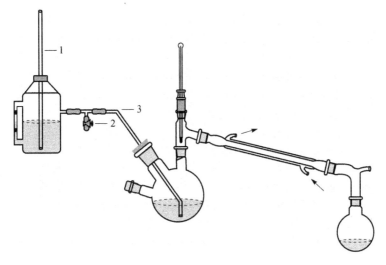

图 2.35 水蒸气蒸馏装置
1-安全管；2-螺旋夹；3-水蒸气导入管

图 2.35 中最左边的是水蒸气发生器，一般用金属制成，也可用圆底烧瓶代替。盛水量以不超过其容积的 2/3 为宜。其中插入一支接近底部的长玻璃管作为安全管。当容器内压力增大时，水就沿安全管上升，从而调节内压。水蒸气发生器的蒸气导出管与 T 形管相连，T 形管的支管套上一段短橡皮管，橡皮管用螺旋夹夹住，T 形管的另一端与蒸馏部分的导管相连。T 形管用来除去水蒸气中冷凝下来的水。在系统不正常时，打开螺旋夹可使水蒸气发生器与大气相通。

蒸馏部分通常采用三颈瓶，被蒸馏的液体不能超过其容积的 1/3。伸入其中的蒸气导入管应尽量接近瓶底，三颈瓶的一侧口通过蒸馏头依次连接温度计、冷凝管、接受管和接受器，另一侧口用磨口塞塞住。混合蒸气通过蒸馏头进入冷凝管中被冷凝，并经接受管流入接受器中。

水蒸气蒸馏时还应注意以下几点：

（1）应尽量缩短水蒸气发生器与三颈瓶之间的距离，以减少水蒸气的冷凝。

（2）检查整套装置气密性后，才能开通冷凝水，打开 T 形管上的螺旋夹，然后开始加热水蒸气发生器，直至沸腾。

（3）当 T 形管处有较大量气体冲出时，立即旋紧螺旋夹，蒸气便进入三颈瓶中开始蒸馏，调节蒸气量，控制馏出速度为 2～3 滴/秒。

（4）当馏出液无油珠并澄清透明时，便可停止蒸馏。应先打开螺旋夹，解除体系内的压力后，再停止加热。稍冷后，再停止通冷凝水。

四、升华

升华是提纯固体物质的一种方法。固体物质受热后直接气化为蒸气，物质的蒸气不经过液态而直接冷凝为固态，从而得到高纯度的物质。利用升华方法可除去不挥发杂质，或分离不同挥发度的固体混合物。用升华方法精制固体物质应具备以下条件：

（1）被提纯的固体物质在熔点温度以下具有相当高的蒸气压。

（2）固体杂质的蒸气压应与被提纯固体的蒸气压有明显的差异。

一般情况下，对称性较高的物质具有较高的熔点，且在熔点温度以下具有较高的蒸气压，可用升华法提纯。

（一）常压升华

简易升华装置如图 2.36 所示。在瓷蒸发皿中盛有粉碎了的样品，上面放一张穿有许多小孔（孔刺向上）的滤纸，然后用一个直径小于蒸发皿的漏斗倒盖在上面，漏斗颈用棉花塞住以防止蒸气逸出。为使加热均匀，最好用油浴或砂浴。若用空气浴加热，可将蒸发皿放在铁圈上，下面垫石棉网小火加热（蒸发皿的底部应离开石棉网几毫米，以免局部温度过高而导致有机物碳化）。控制浴温略低于升华物质的熔点（控制加热温度是升华操作的关键），使其慢慢升华，蒸气通过滤纸小孔，冷却后凝结在滤纸或漏斗壁上。升华完毕，移去热源，稍冷后，取下漏斗，轻轻揭开滤纸，将附在上面的晶体刮入表面皿。蒸发皿里的残渣翻动后，盖上滤纸和漏斗，再升华 1～2 次。

若升华的样品较多，可在烧杯中进行，如图 2.37 所示。将样品置于烧杯中，烧杯上放置一个通冷水的圆底烧瓶，使蒸气在烧瓶底部凝结成晶体，并附着在瓶底。

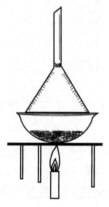
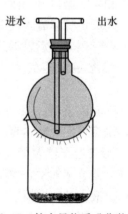

图 2.36　简易升华装置　　　　图 2.37　较大量物质升华装置

（二）减压升华

在常压下能够升华的物质并不多，许多固体物质往往要在减压下才能升华。减压升华的优点是得率较高。减压升华的装置如图 2.38 所示，由吸滤管和指形冷凝管组成。待升华固体放入吸滤管内，用水泵或油泵减压，指形冷凝管内通冷凝水，将吸滤管在水浴或油浴中缓缓加热，升华的物质遇冷凝结为固体吸附在指形冷凝管的表面。升华完毕，应先移去热源，待冷却后缓慢放气，轻轻取下指形冷凝管，刮下晶体。

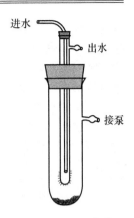

进水

出水

接泵

图 2.38　减压升华装置

五、干燥

干燥就是除去附着在固体、混杂在液体或气体中的微量水分或少量其他溶剂的操作。物质在进行定性及定量分析、化学反应前均需进行干燥处理，否则会影响结果的准确性或影响化学反应的进行。波谱分析、化合物物理性质测试之前也需要干燥。因此，在化学实验中，干燥是十分重要的基本操作。

根据除水原理的不同，干燥方法分为物理法和化学法两种。物理法有加热、吸附、分馏、共沸蒸馏、冷冻等。常用于除去相对较大量的水分或干燥有机溶剂。化学法是利用干燥剂和水进行化学反应来除去水分。根据干燥剂和水的作用可分为两类：第一类与水可逆地结合成水合物，如氯化钙、无水硫酸钠等；第二类与水发生不可逆的化学反应生成新的化合物，如金属钠、氧化钙、五氧化二磷等。第一类干燥剂可再生后反复使用，而第二类干燥剂则不能反复使用。实验中应用较广的是第一类干燥剂。这类干燥剂在成为水合物时需要一定的时间，所以干燥时需放置一段时间，并不时振摇，必要时还可放置过夜以干燥完全。

（一）液体化合物的干燥

液体化合物可利用分馏或共沸蒸馏的方法干燥，也可使用干燥剂干燥。

1. 干燥剂的选择

实验室液体化合物的干燥通常是直接加入干燥剂与之接触脱水，所以干燥剂必须不能和该物质发生任何化学反应或催化作用，并且不溶于被干燥的液体。例如，酸性干燥剂不能用于干燥碱性化合物，也不能用于干燥某些在酸性介质中会重排、聚合或发生其他反应的液体样品（如醇、胺、烯烃等）；碱性干燥剂不能用于干燥酸性化合物，也不能用于干燥易被碱催化而发生缩合、氧化等反应的液体（如醛、酮、酸、酯等）；氯化钙会与醇、胺生成络合物，氢氧化钠、氢氧化钾会溶于醇中，使用时也需注意。

选择干燥剂时还要考虑其吸水容量和干燥效能。吸水容量是指单位质量干燥剂所吸收水的质量，干燥效能是指达到平衡时液体被干燥的程度。例如，无水硫酸钠干燥效能弱但吸水容量大，硫酸钙则干燥效能强但吸水容量小，所以在干燥含水量较多而又不易干燥的液体时，常常先用吸水量大的干燥剂除去大部分水分，然后再用干燥效能好的干燥剂除去残留的水分。第二类干燥剂的干燥效能都很强，常用在需要绝对干燥的实验中，如需要使用无水乙醚时，常将工业乙醚先用无水氯化钙干燥，过滤后压入钠丝彻底干燥。

此外，选用干燥剂还应考虑干燥速度和干燥剂的价格。

2. 干燥剂的用量

干燥剂仅适用于除去液体中存在的少量水分或有机溶剂。否则应将液体试样分馏、共沸蒸馏后，再用干燥剂干燥。

干燥剂的用量很重要。若太少，达不到干燥的目的；若太多，则因干燥剂吸附而造成试样的损失。

第一类干燥剂的用量可根据其吸水量及水在该液体化合物中的溶解度来考虑，一般含有亲水基团的化合物（如醇、醚、胺等），水在其中溶解度较大，干燥剂要多加一些；水在烃、卤代烃等中溶解度很小，干燥剂可少加一些。如果发现干燥剂附着瓶壁或相互黏结，通常表明干燥剂不够，应继续添加。一般在干燥前液体呈浑浊，经干燥后变澄清，若样品为卤代烃或烃类，表明水分已基本除去，可不必再加干燥剂；若为醇、醚、胺等，经干燥后虽已澄清，有时还需再加些干燥剂。干燥剂的用量一般为每 10mL 液体为 0.5～1.0g。

（二）固体化合物的干燥

物质制备或重结晶得到的固体常带有少量水分或有机溶剂，应根据化合物的性质选择适当的方法进行干燥。

1. 自然干燥

将固体放在表面皿或敞口容器中，薄薄摊开，让其在空气中慢慢晾干。为防止灰尘落入，上面可盖一张滤纸。这是最方便、最经济的干燥方法，但仅适用于在空气中稳定、不分解、不吸潮的化合物。

2. 加热干燥

为了加快干燥速度，对于高熔点或遇热不分解的固体，可用红外灯照射或放入烘箱烘干。加热温度应低于被干燥固体的熔点或分解温度。含有较多有机溶剂的固体不宜直接放入烘箱烘干，以免发生危险。

3. 干燥器干燥

1) 普通干燥器

普通干燥器（图 2.39）是通过放在其内部的干燥剂来干燥样品的。适用于干燥保存易分解、吸潮或升华的固体。使用时，将干燥剂（如硅胶、氧化钙等）放在干燥器的底部，上面放一块带有圆孔的活动瓷板，瓷板上放置装有需干燥样品的容器。普通干燥器干燥样品所耗时间长，干燥效率不高。

2）真空干燥器

真空干燥器（图 2.40）是借助真空和干燥剂双重作用来干燥样品的，该法干燥效率高。真空干燥器干燥样品的方法类似于普通干燥器，使用时真空度不宜过高，一般用水泵抽气即可，以防止干燥器炸裂。开启干燥器时，应先放气且不宜太快，以防空气进入太快将样品吹散。

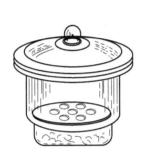

图 2.39 普通干燥器

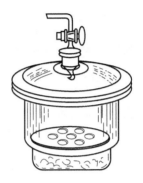

图 2.40 真空干燥器

3）真空恒温干燥器

采用真空恒温干燥器（图 2.41）干燥是一种高效快速的干燥方法。使用时，将装有样品的小舟放入夹层内，连接盛有干燥剂（一般常用五氧化二磷）的曲颈瓶，于圆底烧瓶中放置纯的有机溶剂，通过减压泵将系统抽真空，加热回流烧瓶中的有机溶剂，借助蒸气形成恒温气氛来加热样品。

干燥器中干燥剂的选择主要根据除去溶剂的性质而定，同时必须注意不与被干燥的样品发生作用，如采用 CaO 可干燥除去 H_2O、HCl 等。

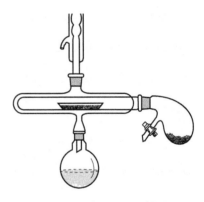

图 2.41 真空恒温干燥器

六、层析法

化合物分离和提纯的经典方法有重结晶、萃取、蒸馏和升华等，但有些混合物组分的性质相似，如溶解度相近，用上述方法很难达到分离纯化的目的，可采用层析法（或称色谱法）。层析法主要用于混合物的分离、纯化，鉴定产物的纯度，跟踪反应及对产物进行定性和定量分析等，层析法应用广泛。

早期层析法主要用于分离有色物质，得到颜色不同的色带，色谱一词由此而来，现在被分离的物质已经不再局限于有色物质，而多用于无色物质的分离，因此色谱一词早已超出原来的含义。

层析法的基本原理是利用混合物中各组分在某一物质中吸附或溶解性能（即分配）的不同，或亲和作用的差异，使混合溶液（或气体）流经该种物质，通过反复地吸附或分配将组分分开。

流动的物质称为流动相（可以是气体或液体）；固定的物质称为固定相（可以是固体或液体）。根据流动相的状态不同，流动相为气体的称为气相色谱法，根据其相应的固定相的状态又可分为气-固色谱法和气-液色谱法；流动相为液体的称为液相色谱法，同样根据其相应的固定相的状态也可分为液-固色谱法和液-液色谱法。根据组分在固定相中的作用原理不同，可分为吸附色谱、分配色谱、离子交换色谱、排阻色谱等。根据操作条件的不同，层析法可分为纸层析、薄层层析、柱层析、气相色谱和高效液相色谱。下面介绍纸层析、薄层层析和柱层析。

（一）纸层析

纸层析属于分配层析，它是根据混合物中各组分在两种互不相溶的液相间分配系数不同而达到分离的目的。因水与滤纸中纤维素的亲和力较大，且结合紧密，通常用定性滤纸作为惰性载体，以吸附在滤纸上的水或有机溶剂作为固定相。流动相则是含有一定比例水的有机溶剂，通常称为展开剂。亲脂性较强的溶剂作为流动相在含水的滤纸上移动时，溶解于流动相的各组分在滤纸上受到两相溶剂的影响，产生了分配现象。亲脂性稍强的组分在流动相中分配较多，移动速度较快，亲水性稍强的组分在固定相中分配较多，移动速度较慢，从而使混合物得到分离。

纸层析主要用于分离和鉴定有机化合物，对于亲水性较强的组分分离效果较好，故特别适用于多官能团或强极性化合物如糖或氨基酸的分离分析。纸层析的优点是操作简单、价格便宜，但耗时较长。

纸层析的装置如图 2.42 所示，由大试管和带有钩子的软木塞组成。纸层析的操作步骤：在滤纸一端 2～3cm 处用铅笔画好起始线，在线的中点画"×"作为样品起始点，然后将要分离的样品溶液用毛细管点在起始点上，点样次数视样品液浓度而定，一般为 1～2 次。点样量太多往往容易出现拖尾现象，不易分开；太少则斑点不清楚或漏检。点样直径一般为 1～2mm，每次都要等溶剂挥发后才能进行第二次点样。待溶剂挥发后将滤纸的另一端挂在软木塞的钩子上，大试管内放入少许展开剂（注意不要将试管壁沾湿），把点样后的滤纸条慢慢放入大试管中，使滤纸下端浸入展开剂中，但展开剂液面高度不要超过起始线。由于滤纸条的毛细作用，展开剂沿滤纸条上升。当展开剂与滤纸上的试样接触时，试样中的各组分会不断地在固定相和流动相间进行分配，由于分配系数不同而分离。当展开剂前沿接近滤纸上端时，将滤纸取出，立即记下溶剂前沿位置，然后晾干滤纸。若被分离物中各组分是有色的，滤纸条上就有各种颜色的斑点显出（图 2.43），计算各化合物的比移值 R_f。

$$R_f = \frac{溶质的最高浓度中心至原点中心距离(a)}{溶剂前沿至原点中心距离(b)}$$

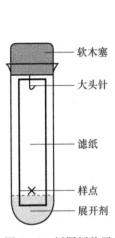

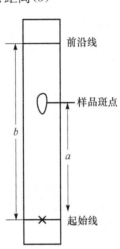

图 2.42　纸层析装置　　　　　　图 2.43　层析滤纸

R_f 是化合物的特性常数，当展开条件相同时，R_f 是一个常数。R_f 值受化合物及展开剂、固定相的性质、温度等因素影响，实验数据往往与文献记载不完全相同，故一般需用标准样品进行对照。对于无色混合物，展开后还要显色，然后计算 R_f 值。

（二）薄层层析

薄层层析（TLC）是快速分离、定性分析微量样品（微克级或纳克级）的一种很重要的实验技术。薄层层析可用于跟踪有机反应进程或监测有机反应完成程度，也可用于精制样品。例如，将薄层板宽度加大，薄层加厚，把样品溶液点成一条线，即可分离多达几百毫克的样品。薄层层析已成为实验室中最常用的一种层析法，其特点是设备简单、操作方便、需要样品量少、展开速度快、效率高。此法特别适合于挥发性小或在高温下易发生变化而不能用气相色谱进行分析的物质。

薄层层析的基本原理是利用混合物中各组分对吸附剂（固定相）吸附能力的不同，当展开剂（流动相）流经吸附剂时，吸附力小（极性弱）的组分先从被吸附的颗粒解吸附，再被新的颗粒吸附，再解吸附，经过无数次的吸附和解吸附过程，极性弱的组分随流动相迅速向前移动，而吸附力大（极性强）的组分滞留在后，最后混合物得以分离。

例如，化合物偶氮苯和苏丹Ⅲ的极性不同，采用薄层层析可以将二者分离。

偶氮苯 苏丹Ⅲ

薄层层析中最常用的固定相是氧化铝和硅胶。氧化铝极性较大，适用于极性较小的化合物的分离；而硅胶极性较小，适用于极性较大的化合物的分离。

硅胶是无定形多孔物质，略显酸性，适用于酸性物质的分离和分析。硅胶分为硅胶 H（不含黏合剂）、硅胶 G（含煅石膏 $2CaSO_4 \cdot H_2O$，作黏合剂）、硅胶 HF_{254}（含荧光物质，可于 254nm 波长紫外光下观察荧光，大多数样品显暗斑，有些显亮蓝色）、硅胶 GF_{254}（既含煅石膏又含荧光剂）等。目前实验室最常用的是硅胶 HF_{254} 高效薄层板。

展开剂的选择主要考虑样品的极性、溶解度和吸附剂的活性等，溶剂极性越大，对化合物的洗脱力也越大。对于烃类化合物，一般采用己烷、石油醚等；对极性物质的分离常常采用极性较大的溶剂，如乙酸乙酯、丙酮或甲醇等。实际操作时常用两种或三种溶剂的混合物作展开剂，分离效果往往比用单一溶剂好，常用的溶剂体系有石油醚-乙酸乙酯、二氯甲烷-甲醇等，展开后极性小的化合物 R_f 值大，而极性大的化合物 R_f 值小，混合物得以分离。

薄层层析的操作步骤如下。

1. 薄层板的制备

实验室中常用简易平铺法制板。将硅胶和羧甲基纤维素的水溶液以一定比例调成糊状物，铺在清洁干燥的载玻片上，将载玻片在玻璃板或水平的桌面上做上下轻微的振动，并不时转动方向，使其表面均匀平滑，室温晾干。

2. 薄层板的活化

薄层板经过自然晾干后，放入烘箱内加热活化，进一步除去水分。活化条件根据需要而定。硅胶板一般在烘箱中渐渐升温，维持 105～110℃活化 30min。氧化铝板在 200℃烘 4h 可得活性Ⅱ级的薄层板，150～160℃烘 4h 可得活性Ⅲ级或活性Ⅳ级的薄层板。薄层板的活性与含水量有关，其活性随含水量的增加而下降。

3. 点样

通常将样品溶于低沸点溶剂（如丙酮、甲醇、乙醇、氯仿、苯、乙醚和四氯化碳等）中配成 1%～5% 的溶液，用毛细管点样。点样要求与纸层析相同，注意点样要轻，不可刺破薄层。

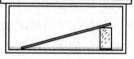

图 2.44　薄层层析装置

4. 展开

薄层层析展开要在密闭容器中进行（图 2.44）。

常用的展开槽有长方形盒式和广口瓶式，展开方式有以下几种：

（1）上升法：用于含黏合剂的层析板，将层析板垂直于盛有展开剂的容器中。

（2）倾斜上升法：层析板倾斜 15°，适用于无黏合剂软板。含有黏合剂的层析板可倾斜 45°～60°。

（3）下降法：展开剂放在圆底烧瓶中，用滤纸或纱布等将展开剂吸到薄层板的上端，使展开剂沿板下行，这种连续展开的方法适用于 R_f 值小的化合物。

（4）双向层析：使用方形玻璃板铺制薄层，样品点在角上。先向一个方向展开，然后转动 90°，再换另一种展开剂展开，这样，成分复杂的混合物可以得到较好的分离效果。

5. 显色

若待分离的化合物是有色的，就可直接观察到分离的过程和斑点的位置。但大多数化合物是无色的，必须先经显色，才能观察到斑点的位置。薄层层析中最常用的显色剂是碘，它能与许多有机物作用形成棕黄色络合物。在密闭容器中放入几粒碘，待容器充满碘蒸气，再将已展开的干燥层析板放入，几分钟内化合物斑点位置呈棕黄色，层析板取出后必须立即用铅笔标出斑点位置（因碘易升华，斑点会消失）。另外，必须待溶剂挥发后才能将层析板放入充满碘的容器中，因为当层析板上有溶剂时，碘蒸气也能与之结合，使层析板显淡棕色。有些化合物如不饱和烃和酚类等易与碘反应，则不能用此法显色，可选择其他显色剂，如浓硫酸、浓盐酸和浓磷酸等。对于含有荧光剂（硫化锌镉、硅酸锌、荧光黄）的薄层板在紫外光下观察，展开后的有机化合物在亮的荧光背景上呈暗色斑点。

6. 计算 R_f 值

计算各斑点的 R_f 值，R_f 的计算方法与纸层析相同。

$$R_f = \frac{样品斑点中心至原点中心距离}{溶剂前沿至原点中心距离}$$

（三）柱层析

柱层析一般分为吸附柱层析和分配柱层析两种。吸附柱层析常用氧化铝和硅胶作固定相；分配柱层析中用硅胶、硅藻土和纤维素作为支持剂，以吸附较大量的液体作为固定相，支持剂本身不起作用。

吸附柱层析的基本原理是利用固定相对混合物中各组分吸附能力的不同，当混合物随流动相流经固定相时，发生多次吸附和解吸附过程，从而使混合物中各组分得以分离。

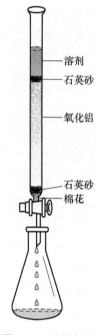

图 2.45　柱层析装置

层析柱是一根带有下活塞的玻璃管，管内填入吸附剂（氧化铝或硅胶），如图 2.45 所示。

柱中吸附剂用量一般为被分离样品量的 30～40 倍，有时可达 100 倍(表 2.2)。

柱层析最重要的是选择合适的吸附剂。常用的吸附剂有氧化铝、硅胶、氧化镁、碳酸钙和活性炭等。吸附剂一般要经过纯化和活性处理，颗粒大小应当均匀。实验室一般使用氧化铝和硅胶，其中氧化铝的极性较大，是一种高活性和强吸附的极性物质。氧化铝有酸性、中性和碱性三种，酸性氧化铝适用于分离酸性物质，中性氧化铝适用于分离中性物质，碱性氧化铝适用于胺或其他碱性化合物的分离。

吸附剂的活性取决于吸附剂的含水量，含水量越高，活性越低，吸附能力越弱。大多数吸附剂都能强烈地吸水，而且水分易被其他化合物置换，致使吸附剂的活性降低，通常采用加热的方法使吸附剂活化。吸附剂的吸附能力取决于吸附剂和被分离化合物之间的作用力，当化合物中含有较强的极性基团时，则与吸附剂的作用力越大，吸附能力越强。

表 2.2　样品量和吸附剂量与层析柱直径、高度之间的关系

样品量/g	吸附剂量/g	柱直径/mm	柱高/mm
0.01	0.3	3.5	30
0.10	3.0	7.5	60
1.00	30.0	16.0	130
10.00	300.0	35.0	280

制备样品溶液所用的溶剂极性应比样品极性小一些，否则样品不易被吸附剂吸附。溶剂对样品的溶解度也不宜太大，否则也会影响吸附，但如太小则溶液体积增加，使色带分散。当有的组分含有较多极性基团，在极性小的溶剂中溶解度太小时，可加入少量极性较大的溶剂，这样使溶剂极性增加不大，但能减少溶液的体积。

洗脱剂的选择一般采用薄层层析法确定，因为薄层层析只需花较少的时间和溶剂就能对一系列溶剂系统进行选择，然后将找到的最佳溶剂用于柱层析。洗脱时根据需要可采用梯度洗脱，即先用极性小的洗脱剂洗脱出极性较小的组分，再依次用极性较大的洗脱剂洗脱出极性较大的组分。常用洗脱剂的极性按下列次序递增：石油醚、己烷、环己烷、甲苯、二氯甲烷、氯仿、乙醚、乙酸乙酯、丙酮、丙醇、乙醇、甲醇、水、乙酸。

柱层析的操作步骤如下。

1. 装柱

装柱是柱层析中最关键的操作，直接影响分离效果。要求将柱填装均匀，没有气泡，柱顶保持水平。一般可采用湿法或干法装柱。

1）湿法装柱

在锥形瓶中称取吸附剂，用选用的洗脱剂中极性最低的洗脱剂将其调成糊状。先在层析柱底部塞入少许脱脂棉，再盖上一薄层石英砂，然后加入约 3/4 柱高的洗脱剂，打开活塞，控制流出速度为 1 滴/秒。将调好的吸附剂晃动后从柱顶慢慢加入柱内，并用木棒或带橡皮塞的玻璃棒轻轻敲击层析柱，使层析柱装填紧密，气泡溢出。填充完毕后，在吸附剂表面慢慢加入一薄层石英砂或覆盖一张滤纸，以防洗脱时柱顶表面被冲乱。注意在整个装柱过程中，柱内吸附剂始终应有溶剂浸润，否则会影响分离效果。

2）干法装柱

干法装柱与湿法装柱基本相似，只是将吸附剂由漏斗直接加入盛有洗脱剂的层析柱中。

2. 加样及洗脱

将固体样品用最少量的溶剂溶解后，用滴管吸取样品溶液，沿内壁将样品溶液慢慢加入柱内（滴管应紧靠石英砂或滤纸）。液体样品可用滴管直接加入层析柱。样品加入完毕，打开活塞，使样品溶液进入吸附剂。用少量洗脱剂将内壁的样品洗下，待这部分液体进入吸附剂内，再慢慢加入洗脱剂进行淋洗，直至第一条色带下移至活塞处，用干燥的锥形瓶接受。再换极性大的洗脱剂进行淋洗。对于无色的样品，在淋洗过程中可用薄层层析进行监控，收集不同的组分。最后蒸去洗脱剂得到各个组分的纯净物。

实验室常用的层析柱有常压柱和加压柱，加压柱中使用颗粒度更小的吸附剂，分离效果更好。根据分离要求还可以装填大孔树脂、离子交换树脂、各类凝胶等吸附剂。

七、离心分离法

离心分离是借助于离心力，使密度不同的物质进行分离的方法。由于离心机可产生相当高的角速度，使离心力远大于重力，溶液中的悬浮物便易于沉淀析出，又由于密度不同的物质所受到的离心力不同，从而沉降速度不同，使密度不同的物质得到分离。化学实验室中常用电动离心机（图 2.46）将沉淀与溶液分离。使用离心机时应注意

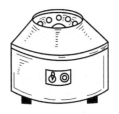

图 2.46　电动离心机

以下几点：

（1）放在离心机中对称位置的两支离心管，必须具有几乎相等的质量，以保持平衡。如果只有一支离心试管需要离心沉降，则需要在离心机对称位置放入一支盛有相等质量水的离心管，以保持平衡。

（2）开始离心分离前，必须盖上离心机盖，将变速器调到最低挡，开启电源，调节变速器由低速到高速，至所需速度为止，2～5min 后断开电源，使其自行停止。打开离心机盖，取出离心管。

（3）离心时间和转速由沉淀的性质决定。结晶型的紧密沉淀，转速为1000r/min，1～2min 后即可停止；无定形的疏松沉淀，沉降时间要长些，转速可提高到 2000r/min，如经 3～4min 后仍不能使其分离，则应设法（如加入电解质或加热等）促使其沉降，然后再进行离心分离。

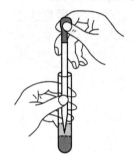

图 2.47　溶液与沉淀分离

　　在离心沉淀后用吸管把溶液与沉淀分离（图2.47）。操作方法是用一支干净吸管排气后伸入上清液中慢慢吸取清液，直至将沉淀上面的清液几乎全部吸入吸管（吸管尖端接近沉淀时要特别小心，勿使其触及沉淀）。用蒸馏水洗涤沉淀，再进行离心分离，清液用吸管吸出。必要时可重复洗几次。

第八节　化学反应基本操作技术

一、加热方法

某些化学反应在室温下难以进行，为了加快反应速率，常采用加热的方法。化学实验室中常用的加热方法有直接加热和间接加热两种。

（一）直接加热

直接加热是将盛放被加热物的器皿直接放在热源上加热。实验室常用的直接加热器皿有试管、烧杯、锥形瓶和坩埚等，可用于直接加热液体或固体。常用的热源是煤气灯。直接加热法适用于加热不易燃烧的物质。

（二）间接加热

间接加热是将盛放被加热物的器皿放在热浴中加热。常用的热浴有空气浴、水浴、油浴和砂浴等。

1. 空气浴加热

空气浴就是利用空气间接加热，对于沸点 80℃ 以上的液体均可采用。最常用的空气浴就是在石棉网上加热和电热套加热。

将石棉网置于三脚架上，反应容器（如烧杯或烧瓶）放在石棉网上，下面用煤气灯加热，这是一种最简单的加热方法，在实验室中用得较多。加热时，石棉网与受热容器之间应留有空隙（1～3mm），调节火焰由小到大。烧杯或烧瓶中若没有固体和不用搅拌的情况下，加热前必须先放入1～2粒沸石以防暴沸。此外，在反应体系中有低沸点易燃溶剂如乙醚、石油醚时，不能使用此装置。另外，由于空气流动，加热的温度不均匀，此装置也不适合在减压蒸馏操作中使用。

电热套也是一种常用的空气浴。由于它不用明火，是一种较为安全的加热方法。加热时，反应瓶不要与电热套直接接触，需悬空一定的距离，这样热空气流动，加热较为均匀，最高可加热到400℃。电热套可用来加热易燃有机物，但因温度不宜精确控制，蒸馏或减压蒸馏时不宜采用。

2. 水浴加热

当需要加热的温度不超过100℃时，可将受热容器浸入水浴中（勿使受热容器与水浴底接触，以免局部过热），水面的高度应略高于容器中的液面。将水浴置于三脚架上，下面可用煤气灯加热。水浴加热可使受热容器受热面比石棉网加热更均匀，但只能在较低温度下加热。另外，对于乙醚等低沸点的易燃溶剂则不能用明火加热。

3. 油浴加热

油浴加热是一种高温下的加热方法。油浴所能达到的温度取决于所用油的种类。甘油最高可加热到140～150℃，温度再高会分解，由于甘油吸水性强，放置过久，在使用前应加热除去水分；液体石蜡最高可加热到200℃，温度再高，挥发较快，也易燃烧；硅油可加热到250℃，透明度好，热稳定性也较好，但价格昂贵；液体多聚乙二醇可加热到180～200℃，加热时无蒸气逸出，遇水不会暴沸或喷溅，容器洗涤也方便，因此是很理想的浴液。

在实验室中，油浴常与恒温磁力搅拌器联用，既能搅拌又能加热，安全方便。此外，如果未被污染，油浴能反复使用。

4. 砂浴加热

砂浴一般是将沙子装入干燥的铁盘中，将受热容器半埋入沙中，加热铁盘。需要加热到220℃以上时可用砂浴，但由于砂浴传热慢、散热快，不易控制温度，使用较少。

二、冷却方法

有些化学反应会产生大量的热，使反应体系的温度快速升高，需要适当地冷却来控制反应温度；有些化学反应需要在低温进行（如重氮化反应）；有些操作如重结晶，为使结晶析出较完全，也需要进行冷却。下面介绍化学实验中常用的冷却方法。

1. 自然冷却

自然冷却是将热的溶液放在空气中，使其自然冷却至室温。

2. 流水冷却

当需要快速冷却时，可将盛有热溶液的器皿放在冷水流中冷却。

3. 冷却剂冷却

盛有待冷却溶液的器皿浸入冷水或冰水浴中，可使溶液冷却至 $0 \sim 5 \ ℃$。若需冷却到 $0 \ ℃$ 以下，可采取下列方法：

（1）冰-食盐混合物：1 份食盐和 3 份碎冰均匀混合，可冷至 $-15 \sim -5 \ ℃$。

（2）冰-六水合氯化钙（$CaCl_2 \cdot 6H_2O$）混合物：10 份六水合氯化钙和 8 份碎冰均匀混合，可冷至 $-40 \sim -20 \ ℃$。

（3）干冰-丙酮：将干冰溶于丙酮中，可冷至 $-78 \ ℃$。

（4）液氮：可冷至 $-196 \ ℃$。

干冰（或干冰-丙酮溶液）和液氮应盛放在保温瓶内，以减缓挥发。在使用温度低于 $-38 \ ℃$ 的冷浴时，因为水银在 $-38.87 \ ℃$ 时会凝固，所以不能用水银温度计，需用内装乙醇、正戊烷等有机液体的低温温度计。因有机液体传热较差，黏度较大，这类温度计达到平衡的时间比水银温度计时间长。

三、搅拌方法

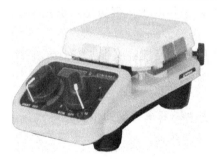

为了保证化学反应中反应物快速溶解或分散，使各反应组分充分混合，反应体系受热均匀，必须在反应进行时加以搅拌。搅拌有机械搅拌及磁力搅拌两种方式，目前实验室大多采用磁力搅拌。将涂以聚四氟乙烯的磁搅拌子放入反应容器中，然后将容器固定在磁力搅拌器上，打开磁力搅拌器，调节好搅拌子的旋转速度即可。除了一般的磁力搅拌器外，实验室更常用的是恒温磁力搅拌器（图 2.48），温度采用电子自动恒温控制，既能搅拌又能加热。

图 2.48　恒温磁力搅拌器

（刘慧中　陆　阳）

第三章　基础性实验

第一节　基本操作实验

实验一　酸 碱 滴 定

Acid-Base Titration

一、实验目的

1. 掌握滴定操作。

2. 学习溶液的配制方法。

3. 初步掌握酸碱指示剂的选择方法，熟悉甲基橙和酚酞指示剂的使用和滴定终点的判断。

二、实验原理

酸碱中和反应的实质是：$H^+ + OH^- \Longrightarrow H_2O$

当反应达到终点时，用去的酸与碱的量符合化学反应方程式所表示的化学计量关系。具体到 NaOH 溶液与 HCl 溶液的滴定反应，这种关系就是：

$$c_{HCl} \cdot V_{HCl} = c_{NaOH} \cdot V_{NaOH} \quad \text{或} \quad \frac{c_{HCl}}{c_{NaOH}} = \frac{V_{NaOH}}{V_{HCl}}$$

因此，NaOH 溶液和 HCl 溶液经过滴定，可以确定它们完全中和时所需的体积比，即可确定它们的浓度比。如果其中一种溶液的浓度确定，则另一种溶液的浓度即可求出。

浓盐酸易挥发，固体 NaOH 易吸收空气中的水分和 CO_2，所以不能直接配制准确浓度的 HCl 和 NaOH 标准溶液，只能先配制近似浓度的溶液，然后用基准物质标定其准确浓度。

0.1mol/L NaOH 和 0.1mol/L HCl 溶液的滴定，其突跃范围为 pH 4～10，

凡在此范围内变色的指示剂皆可使用。本实验选用甲基橙和酚酞。滴定操作详见第二章第六节中相关内容。

三、仪器和试剂

1. 仪器

试剂瓶	酸式滴定管	碱式滴定管	烧杯
锥形瓶	托盘天平		

2. 试剂

浓盐酸	固体 NaOH	甲基橙指示剂	酚酞指示剂

四、实验步骤

1. 0.1mol/L HCl 溶液的配制

取浓 HCl（相对密度为 1.19，约 12.1mol/L）约＿＿＿＿＿＿＿ mL（计算）倒入 500mL 试剂瓶中，加水（指蒸馏水，后同）稀释至 500mL，盖上瓶塞，摇匀，贴上标签。标签上注明溶液名称、浓度、配制日期、班级、姓名。

2. 0.1mol/L NaOH 溶液的配制

用小烧杯作容器，称取固体 NaOH ＿＿＿＿＿＿＿ g（计算），加水溶解，转入 500mL 试剂瓶中，加水稀释至 500mL，用橡皮塞塞紧，摇匀，贴上标签备用【注1】。

3. 酸碱标准溶液浓度的比较

洗净酸式滴定管和碱式滴定管各一支，检漏后，分别用所配制的 HCl 溶液和 NaOH 溶液润洗 2～3 次，每次用量为 5～10mL，然后分别加入酸和碱至 "0.00" 刻度线以上【注2】，排除管尖的气泡，调整液面至 "0.00" 刻度或稍下处，静置 1min 后，读取初读数。

将锥形瓶放在碱式滴定管下，由滴定管放出约 20mL NaOH 溶液于锥形瓶中，读取 NaOH 溶液的精确体积，加入 1 滴甲基橙指示剂【注3】，用 HCl 溶液滴定至由黄色变橙色为止，读取并记录 HCl 溶液的精确体积【注4】。反复滴定几次，记下读数，分别求出体积比（V_{NaOH}/V_{HCl}），直至三次测定结果的相对平均偏差在 0.1%（对初学者可放宽为 0.2%）之内，取其平均值。

以酚酞（加入 1～2 滴）为指示剂，用 NaOH 溶液滴定 HCl 溶液，当溶液由无色变至刚出现粉红色且 30s 不褪色时，即为终点，其他步骤同上【注5】。

记录格式示例（供参考）见表 3.1。

表 3.1　NaOH 溶液与 HCl 溶液浓度的比较（以甲基橙为指示剂）

记录项目	1	2	3	记录项目	1	2	3
NaOH 终读数/mL	20.08	20.06	20.08	V_{NaOH}/V_{HCl}	0.9990	0.9985	0.9965
NaOH 初读数/mL	0.00	0.04	0.06	V_{NaOH}/V_{HCl}（平均值）	0.9980		
V_{NaOH}/mL	20.08	20.02	20.02				
HCl 终读数/mL	20.12	20.05	20.19				
HCl 初读数/mL	0.02	0.00	0.10	绝对偏差	0.0010	0.0005	−0.0015
V_{HCl}/mL	20.10	20.05	20.09	相对平均偏差	0.1%		

【注 1】　由于 NaOH 易吸收空气中的 CO_2，所以在称量及溶解时都要迅速，以减小误差。

【注 2】　每次滴定完成后，应先将标准溶液加至滴定管"0.00"刻度处，再进行第二次滴定，这样每次滴定使用滴定管的同一段刻度，可以减小误差。

【注 3】　指示剂的加入量不可太多。一般来说，用量适当少些，变色会更敏锐。

【注 4】　初学滴定时，一定要认真观察，学会判断终点。开始滴定时，滴落点周围无明显的颜色变化，滴速可以稍快。随着滴定的进行，滴落点周围颜色消失渐慢，表示离终点越来越近，此时应逐滴加入。接近终点时，应每加半滴，就用少量蒸馏水吹洗瓶壁，再摇动锥形瓶，直到加入某半滴标准溶液时，待测液立即由一种颜色突变为另一种颜色，这时即为终点。平行测定时，由于滴定条件（如指示剂浓度）不完全一致，终点颜色的深浅会略有差别，但只要有颜色突变，就说明到达终点，不必苛求颜色的深浅也一致。

【注 5】　在用 NaOH 溶液滴定 HCl 溶液时，以酚酞为指示剂，终点时溶液由无色变为粉红色。放置时间稍长（30s 以后），红色会慢慢褪去，这是由于溶液吸收了空气中的 CO_2 生成了 H_2CO_3，使溶液的 pH 降低，当 pH<8 时，溶液就又变成了无色。

思考题

1. 滴定管检漏时，为什么要在滴定管中放满水同时擦干滴定管外壁？
2. 滴定前，锥形瓶是否要用溶液润洗？

（谢一凡）

实验二　重　结　晶

Recrystallization

一、实验目的

1. 了解重结晶的基本原理。
2. 初步学会重结晶法提纯化合物的操作。
3. 掌握配制饱和溶液的方法及热过滤和减压过滤等操作。

二、实验原理

重结晶是纯化固体化合物的最常用的方法。将不纯物质置于适当的溶剂中，加热使其溶解（必要时需经活性炭脱色），溶液经过滤除去不溶性杂质，然后将滤液冷却（或经浓缩后再冷却），结晶重新析出，而杂质则留在母液内，滤去母液，便可得到较纯的产品。必要时可进行多次重结晶，以得到纯物质。重结晶的操作详见第二章第七节中相关内容。

三、仪器和试剂

1. 仪器

吸滤瓶	布氏漏斗	滤纸	烧杯
玻璃瓶塞	量筒	表面皿	玻璃棒
托盘天平	水泵		

2. 试剂

粗苯甲酸	粗乙酰苯胺	活性炭

四、实验步骤

1. 苯甲酸的重结晶

称取 2g（精确至 0.1g）粗苯甲酸【注 1】置于 250mL 烧杯中，加水 100mL，在石棉网上小心加热至沸，待苯甲酸溶解后，移去热源。待溶液稍冷后，慢慢加入 0.2g 活性炭【注 2】，继续加热煮沸并用玻璃棒搅拌 1～2min，以吸附杂质。停止加热，将溶液趁热过滤【注 3】。滤液在烧杯中静置冷却（或放在冷水中冷却），便有片状晶体析出。待晶体完全析出后，再进行减压过滤，漏斗上的晶体用少量水（5～10mL）洗涤（洗涤时应暂停抽气），等半分钟左右再进行抽滤，同时用玻璃塞将晶体压干，以除去含有杂质的母液。停止抽滤，取下布氏漏斗，小心刮下晶体，并放在表面皿内室温下自然干燥或用红外灯烘干，即得纯净的苯甲酸。必要时可进行多次重结晶，直至产品纯净（熔程为 0.5～1.0℃）。将精制的苯甲酸干燥后称量并计算回收率。

$$回收率 = \frac{精制后的质量}{粗品质量} \times 100\%$$

2. 乙酰苯胺的重结晶

称取 6～8g（精确至 0.1g）粗乙酰苯胺置于 250mL 烧杯中，加入 100mL 热水【注 4】，加热至沸腾。如溶液中有未溶解的油珠【注 5】，则补水加热，直到油珠完全溶解【注 6】。冷却片刻后加入 0.5g 活性炭，在玻璃棒的搅拌下煮沸3～5min。趁热，用预先加热好的布氏漏斗抽滤。滤液倒入烧杯中自然冷却【注 7】，便有白色片状晶体析出。最后，再将烧杯经冷水浴冷却后抽滤，产品晾干、称量并计算回收率。

【注 1】 苯甲酸在不同温度下的溶解度见表 3.2。

表 3.2 苯甲酸在不同温度下的溶解度

$t/℃$	4	10	18	70	75
s/g	0.18	0.21	0.27	1.8	2.2

【注 2】 活性炭能吸附有色杂质及树脂状物质等，经过滤除去活性炭时，这些杂质也一起被除去，但活性炭也能吸附被提纯物，因此用量不宜过多。活性炭具有多孔性，孔内有空气，若沸腾时加入，易使所含空气突然膨胀而发生暴沸。

【注 3】 趁热过滤可用以下几种方法：用热水漏斗（热水漏斗中勿忘加水，但不要加得太满）过滤；用折叠滤纸进行常压过滤；用预先加热好的布氏漏斗抽滤。

【注 4】 乙酰苯胺也可用 15% 乙醇重结晶，但需采用回流装置。

【注 5】 油珠是熔融但未溶解于水的乙酰苯胺。

【注 6】 乙酰苯胺在不同温度下的溶解度见表 3.3。

表 3.3 乙酰苯胺在不同温度下的溶解度

$t/℃$	20	40	60	80	100
s/g	0.52	0.86	2.0	4.5	6.5

【注 7】 如果冷却后晶体不析出，可用下列方法促使其析出：用玻璃棒摩擦烧杯内壁；加入少量晶种；蒸发溶剂等。

思考题

1. 在选择溶剂进行重结晶时，要考虑的条件是什么？

2. 用活性炭脱色为什么要待固体物质完全溶解后才加入？为什么不能在溶液沸腾时加入？

3. 停止抽滤前，如不先打开安全瓶上的二通活塞就关闭水泵会产生什么问题？

4. 在乙酰苯胺重结晶操作中，为什么用 100mL 热水？太多或太少有何影响？

（杨宇辉）

实验三　常压蒸馏
Atmospheric Distillation

一、实验目的

1. 了解蒸馏的意义。
2. 掌握常压蒸馏的原理及操作技术。

二、实验原理

液体的蒸气压与温度有关，一定温度下，每种液体都具有一定的蒸气压。蒸气压是液体与它的蒸气达到平衡时的压力，与液体的量无关。当液体受热时，蒸气压随着温度的升高而增大，待蒸气压增大到与外界的大气压或给定压力相等时，即 $p_蒸 = p_外$，液体沸腾，该温度为液体（在大气压或某压力时）的沸点。

液态物质加热到沸腾变为蒸气，再经过冷却，蒸气又冷凝为液体，将这两个过程联合操作就是蒸馏。如果将两种或两种以上的液体混合物进行蒸馏，由于不同液体具有不同的蒸气压，所以蒸气中的成分和原来的液体成分不同，蒸气压大的即沸点低的组分，在气相中的比例较大，先蒸出。而沸点较高的后蒸出，甚至留在蒸馏瓶内，这样就可以达到分离和提纯的目的。一般通过蒸馏可以分离不同组分或除去不挥发性杂质，用蒸馏法分离的液体混合物，其沸点差在 30℃ 以上时，分离效果较好。若温度相差再小，就必须使用分馏装置。

纯液态有机物有固定沸点而且蒸馏过程中沸点变化范围很小（一般为 0.5～1.0℃），所以通过蒸馏，还可以测定纯液体有机物的沸点及根据蒸馏所测定的沸程定性检验液体有机物的纯度。

归纳起来，蒸馏的意义有以下三个方面：

（1）分离和提纯液态有机物。

（2）测出某纯液态物质的沸程，如果该物质为未知物，那么根据所测得的沸程数据，查物理常数手册，可以知道该未知物可能是什么物质。

（3）根据所测定的沸程可以判断该液态有机物的纯度。

作为分离和提纯液态化合物的重要方法，蒸馏操作是化学实验中最常用的操作。常压蒸馏的操作详见第二章第七节中相关内容。一般来说，在合成完成后，先用常压蒸馏将低沸点的溶剂去除，再用其他方法进一步将化合物提纯。

三、仪器和试剂

1. 仪器

圆底烧瓶   接受器   冷凝管   蒸馏头

接受管   温度计   量筒   比重计

2. 试剂

工业酒精   沸石

四、实验步骤

取 150mL 工业酒精，倒入圆底烧瓶（圆底烧瓶内液体的量不应超过其容积的 2/3，也不应少于 1/3）中，瓶内放 1～2 粒沸石【注 1】，按图 2.29 搭建装置【注 2】，打开冷凝水【注 3】，开始加热水浴（水浴内水面应略高于烧瓶中的液面），注意观察圆底烧瓶中的现象和温度计读数的变化。当瓶内液体开始沸腾，蒸气逐渐上升到达温度计时，温度计读数急剧上升。这时应适当调整火焰，让水银球上的液滴和蒸气达到平衡，待温度计读数恒定时，控制馏出速度为 1～2 滴/秒，此时温度计读数就是馏出液的沸点，记录温度。当圆底烧瓶内只剩下少量液体时，温度计的读数突然下降，立即停止加热。用比重计测定蒸馏液的体积分数（查阅附录九）。实验后，拆除蒸馏装置（与安装顺序相反），蒸馏液及残液应分别倒入指定的回收瓶中。

【注 1】 沸石的作用是防止液体暴沸，使沸腾保持平稳。沸石具有很多小孔，孔内含有少量空气，当液体温度升高时空气渐渐放出，成为气泡，可作为气化中心，防止暴沸。气泡热膨胀后逸出液面，同时能带走部分热量，就不会造成局部过热。在持续沸腾时，沸石可以持续有效，但停止沸腾或中途停止蒸馏，则原有的沸石失效，再次加热前应补加沸石。如事先忘记加入沸石，则不能在液体加热到近沸腾时补加，因为这样往往会引起剧烈暴沸，使部分液体冲出圆底烧瓶，有时还会发生着火事故。应该待液体冷却一段时间以后，再补加沸石。

【注 2】 蒸馏有机溶剂均应用小口接受器，如圆底烧瓶、锥形瓶。

【注 3】 冷凝水流速以能保证蒸气充分冷凝为宜，通常只需保持缓缓水流即可。

思考题

1. 什么叫沸点？液体的沸点和大气压力有什么关系？

2. 蒸馏时为什么圆底烧瓶所盛液体的量不应超过其容积的 2/3，也不应少于 1/3？

3. 蒸馏装置中温度计的水银球上端应置于蒸馏头侧管的哪一个部位？为什么？

4. 蒸馏时加入沸石的作用是什么？如果蒸馏前忘加沸石能否立即将沸石加至将近沸腾的液体中？当重新蒸馏时，用过的沸石能否继续使用？

5. 如果某液体具有恒定的沸点，能否认为它是纯净物？

（杨宇辉）

实验四　水蒸气蒸馏
Steam Distillation

一、实验目的

1. 了解水蒸气蒸馏的基本原理。
2. 掌握水蒸气蒸馏的操作技术。

二、实验原理

根据道尔顿分压定律，两种互不相溶的液体混合物的蒸气压等于两液体单独存在时的蒸气压之和。当组成混合物的两液体蒸气压之和等于大气压时，混合物就开始沸腾，因此互不相溶的液体混合物的沸点，要比每一种物质单独存在时的沸点低。水蒸气蒸馏就是利用此原理，将水蒸气通入不溶或难溶于水的化合物中，使该物质在远低于沸点且比 100℃ 低的温度下，随水蒸气蒸出。水蒸气蒸馏是分离和提纯化合物的重要方法。水蒸气蒸馏的操作详见第二章第七节中相关内容。

松节油可以通过水蒸气蒸馏从松脂中提取。松节油是由各种萜烯混合物组成，主要成分为 α-蒎烯和 β-蒎烯，也含有芋烯、莰烯、蒈烯等成分，沸点为 $154\sim159℃$，松节油不溶于水，利用水蒸气蒸馏可以在低于 100℃ 条件下随水蒸气一起蒸出。

α-蒎烯　　　β-蒎烯

往中药"徐长卿"中通入水蒸气，其中的挥发油在低于 100℃ 的温度下随水蒸气一起蒸出，得到的挥发油的主要成分为丹皮酚，因其分子中含有酚羟基，故遇三氯化铁试剂显赭紫色。

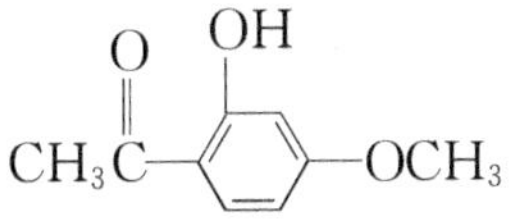

丹皮酚

三、仪器和试剂

1. 仪器

量筒	水蒸气发生器	三颈瓶	圆底烧瓶
蒸馏头	直形冷凝管	接受管	螺旋夹
T 形管	温度计	托盘天平	

2. 试剂

| 松节油 | "徐长卿"（中药） | 1% 三氯化铁乙醇溶液 |

四、实验步骤

1. 提取松节油

取松节油 7～8mL 置于三颈瓶中，加水 40mL，水蒸气发生器中加水，一般加到其容积的 1/2 至 2/3，按图 2.35 搭建装置，旋开 T 形管的螺旋夹，打开冷凝水，加热水蒸气发生器，水沸腾，当 T 形管的支管处有大量水蒸气冲出时，立即关闭 T 形管的螺旋夹，使水蒸气经导管通入三颈瓶中【注 1】。松节油随水蒸气蒸出，记录收集到第 1 滴馏出液时的温度。若长时间没有液体蒸出，隔着石棉网用小火将三颈瓶加热，使松节油蒸出。当温度平稳时，记录温度。

当馏出液不再含有松节油油滴时（馏出液澄清），记录此时的温度，再继续蒸馏 5min，便可停止蒸馏【注 2】。

实验结束后，将馏出液倒入指定的回收瓶中。

2. "徐长卿"中分离丹皮酚

称取"徐长卿"10g（精确至 0.1g）置于三颈瓶中，加热水 50mL，水蒸气发生器中加水，盛水量以不超过其容积的 2/3 为宜，按图 2.35 搭建装置，旋开 T 形管的螺旋夹，开启冷凝水，加热水蒸气发生器，水沸腾，当 T 形管的支管处有大量水蒸气冲出时，立即关闭 T 形管上的螺旋夹，使水蒸气经导管通入三颈瓶中进行蒸馏，同时在石棉网上用小火加热三颈瓶，以避免部分水蒸气在此烧瓶内冷凝而增加水的体积。蒸馏速度以 2～3 滴/秒为宜。馏出液收集在接受瓶中，因是挥发油与水的混合物，故呈浑浊。当馏出液澄清时，停止蒸馏。

取馏出液 1～2mL 置于一支试管中，加入 1‰三氯化铁乙醇溶液 2～4 滴，观察溶液的颜色。

实验结束后，将馏出液倒入指定的回收瓶中。

【注 1】 在蒸馏过程中，要经常检查安全管中的水位是否正常，如发现其突然升高，则说明蒸馏系统不正常，这时应立即旋开螺旋夹，移去热源，使水蒸气发生器与大气相通，避免发生事故（如倒吸）。拆下装置进行检查（一般多数是水蒸气导入管下管被树脂状或焦油状物堵塞）和处理，待故障排除后再进行蒸馏。否则，就有可能发生塞子冲出、液体飞溅的危险。如发现 T 形管支管处水积聚过多，超过支管部分，也应打开螺旋夹，将水放掉，否则将影响水蒸气通过。为使水蒸气不在烧瓶中冷凝过多而增加混合物的体积，通入水蒸气时，可在烧瓶下用小火加热。

【注 2】 停止蒸馏时，应首先打开螺旋夹或将水蒸气发生器的瓶塞打开，然后熄火、移去热源，以防止液体倒吸。

思考题

1. 试解释水蒸气蒸馏装置中各部分仪器所起的作用。
2. 如蒸馏瓶中加水过多，对实验有何影响？

（杨宇辉）

实验五　液-液萃取和升华

Liquid-Liquid Extraction and Sublimation

一、实验目的

1. 了解萃取的原理，初步掌握萃取操作技术。
2. 学习分液漏斗的使用方法。
3. 初步掌握采用升华法对固体物质进行提纯的操作。

二、实验原理

萃取是化学实验中用来提取或纯化化合物的常用方法。用液-液萃取法，既可以从液体混合物中提取所需的物质，也可以用来洗去混合物中少量杂质。

升华是提纯固体物质的一种方法。当固体具有较高的蒸气压时，受热后由固体直接气化为蒸气，蒸气遇冷后再直接冷凝为固体。利用升华方法可除去不挥发性杂质，或分离不同挥发度的固体混合物。

萃取和升华的操作详见第二章第七节中相关内容。

三、仪器和试剂

1. 仪器

分液漏斗	托盘天平	锥形瓶	烧杯
碱式滴定管	铁圈	吸量管	蒸发皿
煤气灯	量筒	温度计	砂浴

2. 试剂

2.6mol/L 乙酸	乙醚	NaOH 标准溶液（约 0.2mol/L）
酚酞	凡士林	粗苯甲酸

四、实验步骤

1. 液-液萃取

取洁净的分液漏斗（选择的分液漏斗容积要比放入的液体体积大 1～2 倍）。使用前应检查顶塞和活塞是否紧密，活塞转动是否灵活（如活塞处渗漏，必须涂抹凡士林）。检查完毕，将分液漏斗放在铁圈上。

　　用吸量管移取 5.00mL 乙酸溶液（2.6mol/L），由分液漏斗上口倒入分液漏斗中，再加 14mL 乙醚，盖上顶塞（顶塞不能涂凡士林，盖好后可再旋紧一下，以免漏液）。从铁圈上取下分液漏斗，右手捏住漏斗上口颈部，并用食指压紧顶塞，左手握住活塞，将分液漏斗倾斜，使漏斗的上口略朝下（图 2.26），振摇数次后开启活塞，放出因振摇乙醚所产生的蒸气。如此重复 3～4 次，然后将漏斗静置于铁圈上，并在漏斗下面放一只 100mL 锥形瓶。

　　待两层液体完全分层后，先打开顶塞，然后慢慢开启活塞，放出下层水溶液（注意液体流出速度不能太快），上层乙醚液从漏斗上口倒入指定的回收瓶中。在下层溶液（水相）中加 1～2 滴酚酞指示剂，用 NaOH 标准溶液滴定，计算水中剩余乙酸的浓度。

　　另取 2.6mol/L 的乙酸溶液 5.00mL，先用 7mL 乙醚提取。待分成两层后，将下层水溶液分出，置于小烧杯中，从漏斗上口将乙醚液倒入回收瓶中，然后将烧杯中的乙酸溶液倾入分液漏斗，再用 7mL 乙醚提取一次。静置分层，放出下层水溶液，上层乙醚液从漏斗上口倒入指定的回收瓶中。下层溶液（水相）中加 1～2 滴酚酞指示剂，用 NaOH 标准溶液滴定，计算水中剩余乙酸的浓度。比较一次提取和分作两次提取的效率。

　　2. 升华

　　在蒸发皿中放粗苯甲酸约 0.5g，用扎有细孔的滤纸盖好，上面再罩一个干燥的玻璃漏斗，漏斗颈塞少许棉花。将蒸发皿置于砂浴中缓缓加热，控制浴温在 200℃以下（图 2.36）。苯甲酸慢慢升华，蒸气通过滤纸小孔，冷却后凝结在滤纸或漏斗壁上。升华完毕，移去热源，待蒸发皿冷却后，再揭下滤纸，收集滤纸及漏斗壁上的纯苯甲酸。

思考题

　　1. 简述萃取的基本原理。为什么以一定量的溶剂进行萃取时，多次萃取比一次萃取的效率高？

　　2. 如何确定分液漏斗中哪层是有机层，哪层是水层？

　　3. 具备什么条件的固体物质才可采用升华法加以精制？

（金玉杰）

实验六 色谱分析
Chromatographic Analysis

一、实验目的

1. 了解层析法分离、提纯化合物的基本原理和应用。
2. 掌握柱层析、纸层析和薄层层析的操作技术。

二、实验原理

色谱法又称为层析法，是分离、纯化和鉴定化合物的重要方法。层析法的基本原理是利用混合物中各组分在某一物质中吸附或溶解性能的不同，或亲和作用的差异，在混合物的溶液流经某种物质时进行反复吸附或分配等作用，将各组分分开。流动的物质称为流动相，固定的物质称为固定相。

常用的层析法包括柱层析、纸层析、薄层层析。柱层析主要用于混合物的分离、纯化、制备。纸层析适用于亲水性较强的物质的分离和鉴定。薄层层析主要用于跟踪反应、鉴定产物的纯度、定性分析产物、精制样品。层析法的操作详见第二章第七节中相关内容。

三、仪器和试剂

1. 仪器

层析柱	石英砂	脱脂棉	滴管
带钩具塞大试管	锥形瓶	滴液漏斗	小烧杯
烘箱	喷雾器	载玻片	层析缸
毛细管	尺	铅笔	玻璃棒
层析用滤纸	托盘天平	熔点测定仪	

2. 试剂

95%乙醇　　　　　　　　中性氧化铝（150～160目）

甲基橙和亚甲基蓝混合液　展开剂（正丁醇∶冰醋酸∶水 ＝4∶1∶1，体积比）

甘氨酸和亮氨酸混合液　　0.2%茚三酮丙酮溶液

硅胶 G　　　　　　　　　0.5%羧甲基纤维素钠（CMC）水溶液

1%偶氮苯的苯溶液　　　　　　　偶氮苯、苏丹Ⅲ混合液

邻硝基苯胺和对硝基苯胺混合液　　苯

1%苏丹Ⅲ的苯溶液　　　　　　　无水苯-乙酸乙酯（9∶1，体积比）

无水苯-乙醚（1∶1，体积比）

四、实验步骤

（一）柱层析

1. 亚甲基蓝和甲基橙的分离

1）装柱

取少许脱脂棉，先在小烧杯中用 95%乙醇浸润，用玻璃棒挤压去除气泡，放在 20cm×2cm 的层析柱底部并铺成较薄的一层。层析柱中加入约 1/2 柱高的 95%乙醇，将 20g 层析用中性氧化铝（150～160 目）从层析柱顶缓缓加入，流下的中性氧化铝在柱中堆积，用带橡皮塞的玻璃棒轻轻在层析柱的周围敲击，使吸附剂装得平整紧密【注 1】。加完后在中性氧化铝上再加一片圆形滤纸片（或在上面盖一薄层石英砂）【注 2】，打开下端活塞，放出溶剂，直到液面高于中性氧化铝表面 1～2mm（注意在任何情况下，中性氧化铝表面都不得低于液面）【注 3】。

2）加样

用滴管吸取甲基橙和亚甲基蓝混合液，沿内壁将样品溶液慢慢加入柱内（滴管应紧靠滤纸）。加完后，打开下端活塞，让混合液进入吸附剂内，关闭活塞（可滴加数滴乙醇，打开活塞，使液面下降，经几次反复，使样品溶液完全进入吸附剂内）。

3）洗脱

向层析柱内加入约 1.5cm 柱高的 95%乙醇洗脱剂，继续滴加洗脱剂，同时打开活塞使样品过柱（柱表面保持约 1.5cm 柱高的洗脱剂），用锥形瓶收集，当有色成分即将滴出时，取另一锥形瓶收集，得到蓝色溶液（亚甲基蓝）。当蓝色溶液收集完毕，停止加入洗脱剂，关闭活塞。改用蒸馏水作洗脱剂，得到黄色溶液（甲基橙）。

2. 邻硝基苯胺和对硝基苯胺的分离

取 15cm×1.5cm 层析柱或用 25mL 酸式滴定管作层析柱，垂直装置，25mL 锥形瓶作洗脱液的接受器。

用镊子取少许脱脂棉（或玻璃毛）放于干净的层析柱底部，轻轻塞紧，再在脱脂棉上盖一薄层石英砂（或用一张比柱内径略小的滤纸代替），关闭活塞，向柱中倒入无水苯至约为柱高的 3/4 处，打开活塞，控制流出速度为 1 滴/秒。通过一个干燥的玻璃漏斗慢慢加入层析用中性氧化铝，或将苯与中性氧化铝先调成糊状，再缓缓倒入柱中。用带橡皮塞的玻璃棒轻轻在层析柱的周围敲击，使填装

紧密，当装柱至 3/4 时，再在上面加一薄层石英砂。操作时一直保持流速为 1 滴/秒，注意不能使液面低于石英砂的上层。

当苯的液面恰好降至中性氧化铝上端表面时，立即用滴管沿柱壁加入 3mL 邻硝基苯胺和对硝基苯胺混合液【注 4、注 5】。当溶液液面降至中性氧化铝上端表面时，用滴管滴入苯洗去柱壁上的混合物。然后在层析柱上安装滴液漏斗【注 6】，用苯淋洗，控制滴加速度为 1 滴/秒，直至观察到色层带的形成和分离。当黄色邻硝基苯胺色层带到达柱底时，立即更换另一接受器，收集全部此色层带【注 7】。然后改用无水苯-乙醚（1∶1，体积比）为洗脱剂，并收集淡黄色对硝基苯胺色层带。

将收集的邻硝基苯胺的苯溶液和对硝基苯胺的苯-乙醚溶液分别用水泵减压蒸去溶剂，冷却结晶，干燥后测定熔点。邻硝基苯胺的熔点为 71～71.5℃，对硝基苯胺的熔点为 147～148℃。

（二）纸层析——甘氨酸和亮氨酸的分离

将 5mL 展开剂（正丁醇∶冰醋酸∶水＝4∶1∶1，体积比）置于具塞大试管中（注意不能沾湿管壁）。在滤纸（17cm×1.5cm）一端 2cm 处用铅笔画一条线，在线的中点画"×"作为试样起始点，用毛细管吸取甘氨酸和亮氨酸混合液，在起始点"×"处轻轻点样 2～3 次（注意每次点样需等溶剂挥发后再点），控制样点直径不超过 2mm。溶剂挥发后将滤纸垂直挂在具塞大试管中（勿使纸条碰到管壁），纸条下端浸入展开剂中（勿使样点浸入展开剂中），进行展开。待展开剂上升到距离纸条顶端约 2cm 处（约需 2h），取出纸条，立即用铅笔在展开剂前沿处画一条前沿线。在室温下干燥后，用喷雾器将 0.2% 茚三酮丙酮溶液均匀地喷洒在滤纸上，然后将滤纸放在烘箱（100～110℃）中烘 10min，取出，此时滤纸上即呈现各氨基酸的蓝紫色斑点。分别计算甘氨酸（第一色斑）和亮氨酸（第二色斑）的 R_f 值。

（三）薄层层析——偶氮苯和苏丹Ⅲ的分离

1）薄层板的制备

取 7.5cm×2.5cm 左右的载玻片五片，洗净晾干。

在 50mL 烧杯中，放置 3g 硅胶 G，逐渐加入 0.5% 羧甲基纤维素钠（CMC）水溶液 8mL，调成均匀的糊状，用滴管吸取此糊状物，涂于上述洁净的载玻片上，将带浆的载玻片在玻璃板或水平的桌面上做上下轻微的振动，并不时转动方向，使其表面均匀平整【注 8】，涂好硅胶 G 的薄层板置于水平的玻璃板上，在室温放置 0.5h 后，放入烘箱中，缓慢升温至 110℃，恒温 0.5h，取出，稍冷后置于干燥器中备用。

2）点样

取两块用上述方法制好的薄层板，分别在距一端 1cm 处用铅笔轻轻画一条横线作为起始线，分别用 1% 偶氮苯的苯溶液和混合液点样【注 9】，样点间相距

1～1.5cm。在第二块板的起始线上分别用1%苏丹Ⅲ的苯溶液和混合液点样，样点间相距1～1.5cm。如果样点的颜色较浅，可重复点样，重复点样前必须待前次样点干燥后进行。样点直径不应超过2mm。

　　3）展开

　　待样点干燥后，将薄层板小心放入已加展开剂（无水苯：乙酸乙酯=9：1，体积比）的层析缸中，点样一端应浸入展开剂0.5cm，点样处必须在展开剂液面上。层析缸盖好后，进行展开，待展开剂前沿上升至离板的上端1cm处，取出薄层板，立即用铅笔在展开剂前沿处画上前沿线，晾干后观察分离的情况，比较二者R_f值的大小。

　　【注1】　层析柱填装紧密与否，对分离效果影响很大。若柱中留有气泡或填装不匀，会影响渗滤速度，并产生不规则的色带。但如果填装时过分紧密，会影响洗脱剂流速。

　　【注2】　加入滤纸的目的是在加料时不会把吸附剂冲起，影响分离效果。也可用石英砂或玻璃毛压在吸附剂上面。

　　【注3】　为了保持层析柱的均一性，吸附剂必须始终有溶液浸润。否则，当柱中溶剂流干时，就会使柱身干裂，影响渗滤和显色。

　　【注4】　邻硝基苯胺和对硝基苯胺混合液由0.70g邻硝基苯胺和0.55g对硝基苯胺溶于100mL苯中配制而成。

　　【注5】　最好用移液管或滴管将混合溶液转移至柱中。

　　【注6】　如不装滴液漏斗，也可用每次倒入10mL洗脱剂的方法洗脱。

　　【注7】　若流速太慢，可将接受器改成小吸滤瓶，安装合适的塞子，接上水泵，用水泵减压保持适当的流速。也可在柱子上端安一个导气管，后者与气袋或双链球相连，中间加一个螺旋夹。利用气袋或双链球的气压对柱子施加压力。用螺旋夹调节气流的大小，这样可加快洗脱的速度。

　　【注8】　制板时要求薄层平滑均匀。为此，宜将吸附剂调得稍稀些，尤其是制硅胶板时，更是如此。否则，吸附剂调得很稠，就很难做到均匀。

　　【注9】　点样用的毛细管必须专用。点样时，使毛细管液面刚好接触到薄层即可，切勿点样过重而使薄层破坏。

思考题

　　1. 柱中若留有空气或填装不匀，对分离效果有何影响？如何避免？

　　2. 柱层析中为什么极性大的组分要用极性较大的溶剂洗脱？

　　3. 展开剂的高度若超过了点样线，对纸层析或薄层层析有何影响？

　　4. 在一定的操作条件下为什么可利用R_f值来鉴定化合物？

5. 在混合物纸层析或薄层层析中，如何判定各组分的位置？

（蔡玉兴）

第二节 物理常数测定及模型操作实验

实验一 醋酸电离度和电离常数的测定

Determination of Degree of Ionization and Ionization Constant of Acetic Acid

一、实验目的

1. 掌握 pH 法测定醋酸电离度和电离常数的原理和方法。
2. 学会使用 pH 计测定溶液的 pH。
3. 学习移液管和容量瓶的使用方法。

二、实验原理

醋酸（HAc）是一元弱酸，在水溶液中存在下列平衡：

$$HAc \rightleftharpoons H^+ + Ac^-$$

$$K_a = \frac{[H^+][Ac^-]}{[HAc]} \tag{3.1}$$

设醋酸的原始浓度为 c，平衡时，$[H^+]=[Ac^-]$，$[HAc]=c-[H^+]$，则代入式（3.1）得

$$K_a = \frac{[H^+]^2}{c-[H^+]} \tag{3.2}$$

若在一定温度下，用 pH 计测定一系列已知浓度醋酸的 pH，则 $[H^+]=10^{-pH}$，代入式（3.2）即可得到一系列的 K_a 值，取其平均值，即为该温度下醋酸的电离常数。

三、仪器和试剂

1. 仪器

Delta 320 pH 计	烧杯	容量瓶	玻璃棒
洗耳球	移液管		

2. 试剂

醋酸标准溶液（约 0.2mol/L）

四、实验步骤

1. 配制不同浓度的醋酸溶液

取三只 50mL 容量瓶，编成 1～3 号。

1 号容量瓶：用 5mL 移液管准确移取 5.00mL 的醋酸标准溶液，加入蒸馏水稀释至刻度，并摇匀。

2 号容量瓶：用 10mL 移液管准确移取 10.00mL 的醋酸标准溶液，加入蒸馏水稀释至刻度，并摇匀。

3 号容量瓶：用 25mL 移液管准确移取 25.00mL 的醋酸标准溶液，加入蒸馏水稀释至刻度，并摇匀。

2. 测定醋酸溶液的 pH，并计算电离度和电离常数

将醋酸标准溶液（编成 4 号）和上面配制的 3 种不同浓度的 HAc 溶液分别加入到四只干燥的 50mL 烧杯中，用 pH 计分别测定 1～4 号溶液的 pH【注】，并记录。计算该温度下醋酸的电离度和电离常数。

Delta 320 pH 计（图 3.1）操作步骤

（1）样品测量前进行常规校正。

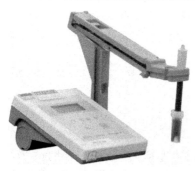

图 3.1　Delta 320 pH 计

（2）按 模式 键切换至 pH 测量状态。

（3）从电极保护套中取出电极，用蒸馏水洗净电极，并用滤纸吸干。

（4）将电极放入待测溶液中，并按 读数 键开始测量，从显示器上读出测量结果。

（5）清洗电极并用滤纸吸干，重新开始新的测量。

（6）测量全部结束后，清洗电极并用滤纸吸干，将电极套入电极保护套中。

【注】　测定溶液的 pH 时，要进行温度补偿。按照溶液浓度由低到高进行测量，这样带来的误差较小。

思考题

1. 移液管移液时应用哪个手指压紧管口？

2. 是否可用洗耳球在移液管口吹以加速液体流出？

3. 容量瓶应怎样定容？

（谢一凡）

实验二 熔点、沸点的测定
Determination of Melting Point and Boiling Point

一、实验目的

掌握有机化合物熔点和沸点的测定原理与方法。

二、实验原理

固体物质的熔点为固态和液态在大气压下达到平衡时的温度。

纯净的固体有机物一般都有固定的熔点，一种纯化合物从开始熔化（初熔）至完全熔化（全熔）的温度范围叫做熔程或熔距。熔点是鉴定固体有机化合物的重要物理常数，也是化合物纯度的判断标准。在一定压力下，纯净的固体有机化合物的固态和液态之间的变化非常敏锐，其熔程一般不超过 0.5～1℃。但当有杂质存在时，其熔点降低，而且熔程也比较大。因此，不仅可以通过测定熔点来鉴定有机物，还可以根据熔程的长短来判断化合物的纯度。

在鉴定某未知物时，如测得其熔点和某已知物的熔点相同或相近时，不能认为它们为同一种物质。还需把它们混合，测该混合物的熔点，若熔点仍不变，才能认为它们为同一种物质。若混合物熔点降低，熔程增大，则说明它们属于不同的物质。

测定熔点的方法很多，如 Thiele 管法、熔点仪测定法等。目前实验室常用的熔点测定仪有 SGW X-4 显微熔点仪、WRS-2A 微机熔点仪等。

当液体的蒸气压增大到与外界压力相等时，液体沸腾，这时的温度称为液体的沸点。沸点测定分常量法和微量法两种。

常量法是采用常压蒸馏装置进行蒸馏，以控制热源来调节蒸馏速度，一般以 1～2 滴/秒为宜，这样可以维持温度计水银球一直为液体蒸气浸润，显示的温度即液体与蒸气平衡时的温度，也即馏出液的沸点。纯净的液体，其沸点范围一般不超过 1℃，而不纯的液体，则沸点范围很大。故测定液体物质的沸点不仅可用来鉴别物质，还可判断其纯度。

微量法测定沸点可用 Thiele 管法。

三、仪器和试剂

1. 仪器

温度计	圆底烧瓶	直形冷凝管	蒸馏头
接受管	长玻璃管	锥形瓶	表面皿
玻璃塞	棉花	沸点测定管	毛细管
橡皮圈	Thiele 管	SGW X-4 显微熔点仪	WRS-2A 微机熔点仪

2. 试剂

乙醇	苯甲酸	液体石蜡

四、实验步骤

(一) 熔点的测定

1. Thiele 管法

1) 样品的填装

放少许待测样品【注1】于一个干净的表面皿上，用玻璃塞将它研成粉末【注2】并集成一堆。将一端封闭的毛细管【注3、注4】开口端向下插入样品粉末中，使粉末进入毛细管【注5】。另取一段长约40cm的玻璃管垂直于桌面，将装样毛细管开口向上从玻璃管上端自由落下。如此反复数次，使毛细管内装入高为2～3mm样品【注6】。黏附于毛细管外的样品粉末需拭去，以免沾污浴液。

2) 熔点测定

测定熔点常用 Thiele 管，又称 b 形管（图3.2）。管中加浴液（液体石蜡）

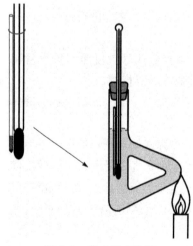

【注7】至弯管和直管相连接处。管口配一开口软木塞，温度计【注8】插入其中，其刻度应面向木塞开口处，水银球位于 b 形管两叉管口中间。装好样品的毛细管，用橡皮圈固定在温度计下端，使毛细管中样品部分位于水银球中部。在图示的部位加热，受热的浴液在 b 形管中对流循环，使温度较为均匀。

先进行初测，按每分钟5～6℃/min的速度升高温度，得出近似的熔点【注9】。待浴温低于熔点约30℃时，换入装好样品的另一支毛细管，再进行一次精测【注10】。开始可用较快的速度加热，但到离初测的熔点差10～15℃

图3.2 熔点测定装置

时，需将加热的速度减慢到每分钟 $1\sim2℃/min$，仔细观察毛细管中被测物质的变化，当管内样品开始凹陷并出现液滴时为初熔，当样品全部变为透明时为全熔，记下这两个温度，就是样品的熔点。用同样方法再测定一次，两者相差不超过 $1℃$。

2. 微量熔点测定法

SGW X-4 显微熔点仪是显微镜和加热台成一体结构的熔点仪（图 3.3），采用插入式测温仪检测样品的温度。显微镜用来观察样品受热后的反应变化及熔化的全过程；加热台采用电热丝加热样品，并带有风机，可快速降温；测温仪可直接显示样品的熔点。该熔点仪可用载玻片测定，也可用毛细管测定。SGW X-4 显微熔点仪的优点是使用方便、精度高。

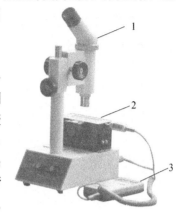

图 3.3 SGW X-4 显微熔点仪
1-显微镜；2-加热台；3-测温仪

SGW X-4 显微熔点仪测定步骤

（1）将测温仪的传感器插入温度计探头插入孔。

（2）将升温速度调节旋钮（粗调和微调）调至最小位置。

（3）放入固体样品。采用毛细管测定时，将干燥、研细的样品装入毛细管中，并插入毛细管插入孔。采用载玻片测定时，将载玻片放在加热台上，放上干燥、研细的样品，用盖玻片盖住晶体。

（4）调整显微镜视场，使加热台中心光孔在中心位置。

（5）打开电源开关至加热位置，调节升温速度旋钮，当温度接近样品熔点时，控制温度上升的速度为每分钟 $1\sim2℃/min$。

（6）观察晶体的熔化情况，从测温仪上直接读出该物质的熔点。

3. 自动熔点测定法

WRS-2A 微机熔点仪如图 3.4 所示，其工作原理为：物质在结晶状态时反射光线，在熔融状态时透射光线。因此，物质在熔化过程中随着温度的升高会产生透光度的跃变。微机熔点仪就是采用光电方式自动检测透光度的变化，并转化为熔化曲线。图 3.5 是典型的熔化曲线，图中 A 点所对应的温度 T_a 称为初熔点；B 点所对应的温度 T_b 称为终熔点（或全熔点）；T_b-T_a 称为熔距。

WRS-2A 微机熔点仪测定步骤

（1）开启电源开关，仪器预热 20min。

（2）依次设定起始温度、升温速度，并按 ↵ 键确认。

（3）当炉温达到预设温度并稳定后，可插入样品毛细管。

（4）按 升温 键，操作提示显示"↑"，此时仪器将按照预先设定的工作参数对样品进行测量（按 升温 键后，未放毛细管的炉子将出现 "En"，"n" 为炉子的序号而不显示 "↑"）。

（5）当到达初熔点时，显示初熔温度，当到达终熔点时，显示终熔温度，同时，显示熔化曲线。

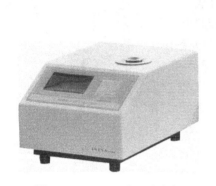

图 3.4　WRS-2A 微机熔点仪　　　　图 3.5　熔化曲线

（二）沸点的测定

1. 微量法

在沸点测定管中加入 2～4 滴乙醇，再在管中放入一支上端密封开口朝下的毛细管，用橡皮圈将沸点测定管固定在温度计的一侧，使乙醇液面与温度计水银球上限齐平，如图 3.6 所示。然后将温度计连同沸点测定管一起置于盛有浴液的 Thiele 管中，当加热到一定温度时，即有一连串的气泡从毛细管末端放出，此时立即停止加热，使温度渐渐下降，气泡渐渐减少，注意观察当毛细管末端不再放出气泡，而液体开始进入毛细管时的温度，此温度即为乙醇的沸点。重复操作一次，两次测得的沸点差应在 1～2℃ 以内。

2. 常压蒸馏法

将 50mL 乙醇装入干燥的圆底烧瓶中，加 2～3 粒沸石，按图 2.29 搭建装置，检查装置各连接处的气密性，然后打开冷凝水，点火加热，进行蒸馏。记录沸点范围。

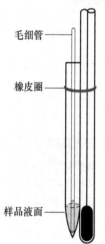

毛细管
橡皮圈
样品液面

图 3.6　微量法测定沸点

【注 1】　在测定熔点以前，要把试样研成粉末并放在干燥器或烘箱中充分干燥。

【注 2】　样品一定要研细，才能装样密实，否则会产生空隙，不易传热，造成熔程变大，影响结果。

【注 3】　毛细管必须洁净。如含有灰尘等，能产生 4～10℃ 的误差。

【注 4】　毛细管底未封好会产生漏管。

【注 5】　填装时操作要迅速，防止样品吸潮。样品不干燥或含有杂质，会使熔点偏低，熔程变大。

【注 6】　样品量太少不便观察，而且熔点偏低；太多会造成熔程变大，熔点偏高。

【注 7】　常用的浴液有甘油、液体石蜡等。选用哪一种，则视所需的温度而定。

【注 8】　测定熔点或沸点时所用的温度计需经过校正，否则将造成误差。

【注 9】　升温速度应慢，让热传导有充分的时间，减少观察上的误差。升温速度过快，熔点偏高。

【注 10】　测定熔点或沸点后，温度计切勿立即用水冲洗，以免温度计因骤冷而破裂。

思考题

1. 怎样减小熔点和沸点的测定误差？
2. 样品初测后为什么必须换一支毛细管进行精测？
3. 熔点测定时加热太快将产生什么后果？
4. 在鉴定某未知物时，若测得其熔点和某已知物的熔点相同或相近时，能否认为它们为同一种物质？为什么？

（陈聪颖）

实验三　折光率的测定
Determination of Refractive Index

一、实验目的

1. 掌握折光率的测定原理和方法。
2. 了解阿贝（Abbe）折光仪的使用方法。

二、实验原理

光在两种不同介质中传播速度各不相同，故当光通过不同介质的界面时发生传播方向的改变，这种现象称为折射，如图 3.7 所示。根据折射定律，在确定的外界条件（如温度、压力等）下，波长一定的单色光在两种介质中的折射率 N

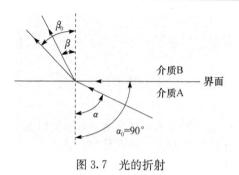

图 3.7　光的折射

（介质 A）和 n（介质 B）之比与入射角 α 和折射角 β 正弦之比成反比，即

$$\frac{n}{N}=\frac{\sin\alpha}{\sin\beta}$$

如介质 A 是真空，则设其 $N=1$，这样，

$$n=\frac{\sin\alpha}{\sin\beta}$$

式中，n 为 B 介质的绝对折射率。通常测定的折射率都以空气作为标准，$N_{空气}=1.000\,27$，这样测得的折射率与绝对折射率相差很小，一般情况下无需校正。

若光由光疏介质 A 进入光密介质 B，即 $n_A < n_B$ 时，折射角 β 必小于入射角 α，当入射角 α 为 $90°$ 时，$\sin\alpha=1$，这时折射角达到最大值，称为临界角，用 β_0 表示。显然，在一定条件下，β_0 也是一个常数，它与折光率的关系为

$$n=\frac{1}{\sin\beta_0}$$

可见，通过测定临界角 β_0 就可得到折光率，这就是用阿贝（Abbe）折光仪测定折光率的基本光学原理。

折光率是物质的特征常数，利用它可以鉴定液体化合物。物质的折光率不但与它的结构有关，还受温度和波长等因素的影响。由于介质的密度随温度变化，因而光在介质中的传播速度也随之改变，同时波长不同的光束在相同介质中的折射也各不相同，因此在表示折光率时，必须注明所用波长和测定时的温度，通常以 n_D 表示。D 表示钠灯的 D 线（589nm）作光源，t 表示测定时的温度。许多液体化合物，当温度增高 $1℃$，折光率就下降 4×10^{-4}，因此在某一温度下测得的折光率可以换算到规定温度下的折光率，换算公式如下：

$$n_D^T=n_D^t+4\times10^{-4}(t-T)$$

式中，n_D^T 为规定温度的折光率；n_D^t 为实验温度下测得的折光率；T 为规定温度；t 为实验时的温度。为了便于比较，通常换算成 n_D^{20}，表示在 $20℃$ 时，该介质对钠灯 D 线的折光率。

三、仪器和试剂

1. 仪器

| 滴管 | 棉花 | 擦镜纸 | 2WA-J 型阿贝折光仪 |

2. 试剂

| 溴代萘 | 薄荷油 | 丁香油 | 丙酮 |

四、实验步骤

1. 了解 2WA-J 型阿贝折光仪的构造

2WA-J 型阿贝折光仪的构造如图 3.8 所示【注 1、注 2】。

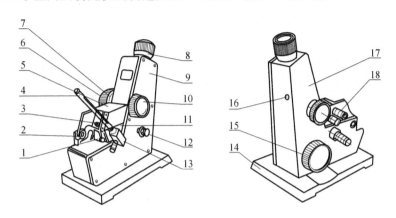

图 3.8　2WA-J 型阿贝折光仪

1-反射镜；2-转轴；3-遮光板；4-温度计；5-进光棱镜座；6-色散调节手轮；7-色散值刻度圈；
8-目镜；9-盖板；10-手轮；11-折射棱镜座；12-照明刻度盘聚光镜；13-温度计座；14-底座；
15-折散率刻度调节手轮；16-示值调节螺钉；17-壳体；18-恒温器接头

2. 仪器校正

先用丙酮棉球拭净折射棱镜及标准玻璃块的抛光面，稍干，在折射棱镜的抛光面加 1~2 滴溴代萘，再贴上标准玻璃块的抛光面，当读数镜内所示刻度与标准玻璃块上的数值一致时，观察目镜内明暗分界线是否在十字线中间（图 3.9），若有偏差则用螺丝刀微量旋转示值调节螺钉，使明暗分界线调整至中央。校正完毕，螺钉不得再动。

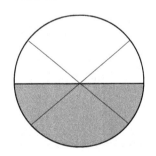

图 3.9　阿贝折光仪在临界角的目镜视野图

3. 测定

测定前先用丙酮棉球拭净折射棱镜的抛光面及进光棱镜的毛面，稍干，将被测液体 1~2 滴滴加在折射棱镜抛光面上，盖上进光棱镜，用手轮锁紧，要求液层均匀，充满视场，无气泡。打开遮光板，合上反射镜，调节目镜视场使十字线成像清晰，旋转折散率刻度调节手轮，在目镜视场中找到明暗分界线的位置，再旋转色散调节手轮使分界线不带任何彩色，微调折散率刻度调节手轮，使分界线位于十字线的中心，再适当转动聚光镜，此时目镜视场下方显示的示值即为被测液体的折光率（折光仪测得的是临界角，但其刻度盘上的数值是经换算后所得的相应折光率，故可直接读出【注 3】）。计算被测液体的折光率 n_D^{20}。

　　【注 1】　仪器应放置于干燥、空气流通的室内，以免光学零件受潮后生霉。

　　【注 2】　仪器应避免强烈振动或撞击，以防光学零件损伤及影响精度。

　　【注 3】　仪器使用完毕必须立即做好清洁工作，注意保护折射棱镜表面。

思考题

　　1. 折光率测定的意义是什么？

　　2. 折光率与温度有关吗？

　　3. 折光率测定的注意事项是什么？

（陈聪颖）

实验四　相对分子质量的测定
Determination of Relative Molecular Mass

一、实验目的

　　1. 掌握凝固点下降法测定相对分子质量的原理和方法。

　　2. 学会 0.1℃分度温度计的使用方法。

二、实验原理

　　根据拉乌尔（Raoult）定律，难挥发非电解质稀溶液的凝固点降低与溶液的质量摩尔浓度之间的定量关系为

$$\Delta T = T_0 - T_f = K_f b \tag{3.3}$$

式中，T_0 为纯溶剂的凝固点；T_f 为溶液的凝固点；b 为溶液中溶质 B 的质量摩尔浓度；K_f 为溶剂的质量摩尔凝固点降低常数，它的数值仅与溶剂的性质有关。若称取一定量的溶质 W_B（g）和溶剂 W_A（g），配成稀溶液，则此溶液的质量摩尔浓度为

$$b = \frac{W_B / M_B}{W_A} \times 10^3 \tag{3.4}$$

式中，M_B 为溶质的相对分子质量。将式（3.4）代入式（3.3），整理得

$$M_B = \frac{K_f W_B}{\Delta T W_A} \times 10^3 \tag{3.5}$$

若已知某溶剂的凝固点降低常数 K_f 值（水的 K_f 值为 1.86），通过实验测定此溶液的凝固点降低值 ΔT，即可计算溶质的相对分子质量 M_B。

三、仪器和试剂

1. 仪器

0.1℃分度温度计	普通温度计	玻璃棒	移液管
量筒	放大镜	洗耳球	烧杯
干燥大试管	电子天平		

2. 试剂

尿素	粗盐	冰

四、实验步骤

1. 溶剂凝固点的测定

用量筒量取 25mL 蒸馏水，置于大试管内，插入 0.1℃分度温度计【注 1】，使水银球全部浸入水中。大烧杯内加入适量自来水、足量的冰块和食盐。将大试管放在大烧杯内，一边搅动大烧杯内的冰盐混合物【注 2】（使冰盐浴温度控制在 −4℃左右），一边均匀搅动大试管内的纯水，使水的温度逐渐降低，当过冷到 −0.7℃以后，要快速搅拌【注 3】，待温度回升后，恢复原来的均匀搅拌速度，同时用放大镜观察温度计读数，直到温度回升稳定为止，此温度即为水的近似凝固点 T_0。重复测定一次，两次之差不超过 0.05℃，两次温度的平均值作为纯水的凝固点 T_0。

2. 尿素溶液凝固点的测定

称取 1.2g（精确至 0.1mg）尿素，置于干燥的大试管中，加入 25.00mL 蒸馏水，振摇使之完全溶解。按测定蒸馏水凝固点的方法，分别粗测、精测尿素溶液的凝固点，两次温度的平均值作为溶液的凝固点 T_f（表 3.4）。

表 3.4　尿素溶液凝固点的测定

记录项目	第一次	第二次	平均值
T_0/℃			
T_f/℃			

尿素相对分子质量（理论值）：60.05　　　　尿素相对分子质量（测量值）：

实验的相对误差计算公式如下：

$$相对误差 = \frac{测量值 - 理论值}{理论值} \times 100\%$$

【注 1】 使用水银温度计要小心。

【注 2】 冰盐混合物的温度可降低至 0℃以下，温度下降的幅度用加盐的多少来调节。本实验温度最好维持在 $-5 \sim -3$℃（可用普通温度计测量），因为温度过低易造成误差。

【注 3】 搅拌速度的控制是做好本实验的关键。

思考题

1. 测定溶剂的凝固点 T_0 时，操作中有哪些注意事项？

2. 实验用大试管需要干燥吗？为什么？

3. 测定尿素溶液的凝固点 T_f 时，用移液管移取 25.00mL 蒸馏水，是否可用量筒量取？

4. 如何减小实验误差？

（陈聪颖）

实验五　渗透压的测定

Determination of Osmotic Pressure

一、实验目的

1. 了解渗透压计的测定原理和方法。
2. 用渗透压计测定低渗、等渗、高渗溶液和尿液的渗透浓度。
3. 用显微镜观察红细胞在低渗、等渗和高渗溶液中的不同形态。

二、实验原理

稀溶液的依数性包括溶液的蒸气压下降、溶液的沸点上升、溶液的凝固点降低和溶液的渗透压。其中溶液渗透压的测定在临床上最为重要，它对纠正体内水、电解质及酸碱平衡失调起着十分重要的作用。

渗透压指的是溶液所具有的吸引水分子透过半透膜的力量，其大小取决于溶质颗粒数目的多少，而与溶质的相对分子质量、半径等特性无关。由于血浆中晶体溶质数目远大于胶体数目，所以血浆渗透压主要由晶体渗透压构成（维持细胞内外水平衡）。渗透压的测定方法有使用半透膜的直接测定法和不使用半透膜的间接测定法。由于人体中各种体液除含有蛋白质外，还含有许多小分子电解质离子（如 Na^+、K^+ 和 Cl^- 等），因此常用间接法测定。最常用的间接测定法是凝固点降低法。该方法操作方便，且精度高、测定迅速、样品用量少和对生物样品无变性作用，特别适用于测定人体内各种体液（如尿、血清、胃液、脑脊液、唾液、透析液和组织细胞培养液等）的渗透压。

　　临床上常用渗透浓度来衡量渗透压的大小，规定溶液的渗透浓度为 280～320mmol/L 时为等渗溶液，低于此范围的为低渗溶液，高于此范围的为高渗溶液。由于溶液渗透压值与冰点降低值呈线性关系，FM-9X 型冰点渗透压计已将冰点降低值直接转换成渗透压单位。

三、仪器和试剂

　　1. 仪器

烧杯	容量瓶	吸量管	滴管
玻璃棒	载玻片	光学显微镜	小试管
一次性采血针	电子天平	盖玻片	一次性采血吸管

FM-9X 型冰点渗透压计

　　2. 试剂

NaCl	消毒干棉球	尿液（新鲜）	70%～75%酒精棉球
卫生纸			

四、实验步骤

　　1. 溶液的配制

　　1）低渗溶液

　　称取 0.25～0.26g NaCl（精确至 0.1mg）置于 50mL 烧杯中，加少量蒸馏水溶解，小心移入 50mL 容量瓶中，再用少量蒸馏水淋洗烧杯壁三次，每次淋洗液全部转移至容量瓶中，加水稀释至刻度，摇匀，配成低渗溶液备用。

　　2）等渗溶液

　　称取 0.44～0.46g NaCl（精确至 0.1mg）置于 50mL 烧杯中，按上法配成 50mL 等渗溶液备用。

　　3）高渗溶液

　　称取 1.25～1.30g NaCl（精确至 0.1mg）置于 50mL 烧杯中，按上法配成 50mL 高渗溶液备用。

2. 溶液和尿液的渗透压测定

用渗透压计测定所配制的低渗、等渗、高渗溶液和尿液的渗透浓度值。每个样品测三次，取其平均值。

3. 红细胞在低渗、等渗和高渗溶液中的形态观察

用70%～75%酒精棉球消毒手指尖部皮肤，待干后，用一次性采血针快速刺入皮肤并立即拔出，血液自然流出形成血滴（勿挤压手指，以免组织液稀释血液），用干棉球擦去第一滴血液，然后用一次性采血吸管分别吸取 $10\mu L$ 血液，加入分别装有 1mL 低渗、等渗和高渗溶液的三支小试管中，摇匀即得红细胞悬液。

从上述三支小试管中各取 1 滴红细胞悬液滴于载玻片上，盖上盖玻片，在显微镜下用高倍镜（40 倍或 45 倍）观察它们的形态变化。

FM-9X 型冰点渗透压计（图 3.10）操作步骤

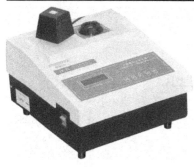

图 3.10　FM-9X 型冰点渗透压计

（1）在冷槽中加入约 60mL 不冻液，直到仪器右侧不冻液溢流杯有不冻液排出为止。

（2）接通电源，预热 30min。

（3）定标：将装有 0.5mL 标准液（300mmol/L 或 800mmol/L）的试管垂直套向测定探头后置入冷槽，按 [C] 键进入定标程序，仪器显示 300（或 800），确定定标液和所选定标值相同后，按 [B] 键执行定标功能。定标结束应及时将探头从冷槽内取出【注】。

（4）样品的测定：试管内加入 0.5mL 被测样品，试管套在测定探头上后置入冷槽，按 [D] 键进入测定程序，测定过程中仪器显示样品温度的变化，当样品温度达到 $-6℃$ 时，仪器自动强振，强振后仪器显示的样品温度迅速从 $-6℃$ 回升到样品的冰点温度，在显示测定结果后，及时将测定探头从冷槽内取出。

【注】　在定标和测定中每次换样品必须用滤纸擦拭探头，保证下一个样品的测定不受前一个样品在探头上的残留物的影响。

思考题

1. 为什么在测渗透压时不能振动实验桌面？
2. 渗透压测完后，样品管不能直接拔下，应该怎样处理？
3. 为何实验过程中会有过冷现象？

（谢一凡）

实验六 计算机模型作业

Operation of Drawing Molecular Model by Computer

一、实验目的

1. 熟悉化学绘图软件 ChemDraw 和 Chem3D 的基本操作。

2. 掌握用 ChemDraw 绘制有机化合物结构及用 Chem3D 观察有机化合物立体结构的方法。

二、实验步骤

(一) ChemDraw 的基本操作

启动 ChemDraw（基本适用于 ChemDraw 5.0 以上的版本）：开始菜单→程序→CS ChemOffice→CS ChemDraw 或双击桌面上的 CS ChemDraw 图标，出现如图 3.11 所示窗口。

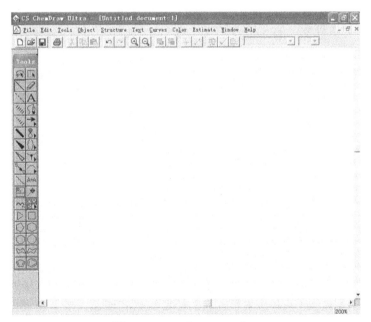

图 3.11 CS ChemDraw 窗口

1. 用绘图工具画结构式

1）画键

设置键长：文件（File）菜单中选择 Drawing Settings，在 Fixed Length 文

本框中输入键长值（如 0.8cm），点击"OK"。然后选择工具（Tools）菜单中 Fixed Lengths，使其前出现"√"（再单击，"√"消失则为任意键长）。新设置键长只对当前文件中新画的键产生影响。已画好的结构式改变键长的方法为：选中结构式→object 菜单→scale→输入要求的键长→scale。

单键：按下绘画工具栏左 2 按钮，在空白区域拖拽。

双键：按下绘画工具栏左 2 按钮，从已存在的单键的一端拖至另一端，单键变双键。单击已存在的双键中部，可在双键的三种排列方式（Above、Below、Centered）间转换。

叁键：按下绘画工具栏左 2 按钮，从已存在双键的一端拖至另一端，双键变叁键。若从存在的叁键的一端拖至另一端，原叁键变单键。

配位键：按下绘画工具栏左 9 按钮，在空白区域拖拽。单击配位键的中部，可改变配位键的方向。

楔形键：按下绘画工具栏左 7（或左 5、左 8）按钮，在空白区域拖拽。单击楔形键的中部，可改变楔形键的方向。

2）标注原子

使用 HotKeys：当光标位于结构式中某原子或原子团时，出现黑色光标，按下某一个 HotKeys，出现该 HotKeys 所代表的原子或原子团。HotKeys（Caps Lock 灯灭状态）有 C：碳，N：氮，H：氢，O：氧，S：硫，B：溴，I：碘，L 或 Shift＋C：氯。

使用 Text 工具：按下绘画工具栏右 3 按钮，单击结构式中某原子团，在该处出现一个文本框，在其中输入原子符号，输入内容的字体、字形和字号可通过 Text 菜单中的 Font、Style 和 Size 进行改动。

删除或修改原子标注：按下工具栏右 2 按钮，然后单击原子标注删除，或在原子标注处按下新的 HotKeys 加以修改。也可用 Text 工具修改原子标注。

3）画环

ChemDraw 工具栏中有十个画环工具，位于绘图工具栏下方。

画单环：点击相应的环工具按钮，在文本窗口中，按下左键。

添加环：点击相应的环工具按钮，单击文本窗口已存在的某键，环与该键融合；单击某原子，环与该原子相连。

画环己烷椅式构象：环己烷椅式构象有两个。Click 左键得水平方向的环己烷椅式构象，Shift＋Click 得垂直方向的环己烷椅式构象。按下左键拖拽可得各个方向的环己烷椅式构象。

4）画脂肪烃链

点击工具栏左 12 按钮，在文本区域按下左键拖拽至所需键数，反向拖拽会减少键数。

2. 用模板（templates）工具画有机化合物的分子结构

工具栏右 12 按钮是模板工具，利用现成的模板画结构，可大大节省时间。

3. 输入化学名称，ChemDraw 可自动画出相应结构

打开编辑（Edit）菜单，选择 Insert Name as Structure，出现对话框，在对话框中输入化合物的英文名称，点击"OK"。

4. 选择工具的使用

选择工具在工具栏左 1 和右 1，点击选择工具后，最近画的对象被选中。

选择单一目标：点击选择工具图标，鼠标指向某一目标，该处出现亮点，单击目标。

选择整个结构：点击选择工具图标，双击结构中的一个原子或一根键，或拖拽选择对象。

增加选择目标：Shift＋Click。

全选：Edit 菜单中选择 Select All。

去选择：单击选择区外的空白区域，或按下 Shift 键，双击要去选择的目标。

5. 移动、复制、旋转、放大或缩小对象

移动对象：选中某对象，鼠标指向选择对象，鼠标指针变成手形，拖拽。

复制对象：Ctrl＋拖拽，或直接用 Copy、Paste 工具复制。

旋转对象：鼠标指向选择框右上角，出现弧形双箭头，拖拽。

放大或缩小对象：鼠标指向选择框右下角，出现双箭头，拖拽。

（二）Chem3D 的基本操作

启动 Chem3D 后，出现如图 3.12 所示窗口，即可观察化合物的立体结构。

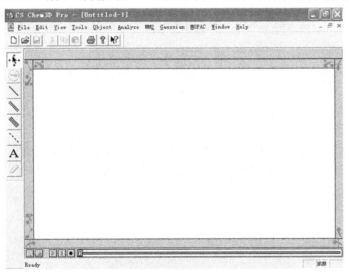

图 3.12　CS Chem3D 窗口

将在 ChemDraw 软件中所画的结构式复制后，在 Chem3D 窗口内粘贴，即可旋转并观察其三维结构。

三、实验内容

（1）画出乙烷和 1,2-二氯乙烷的结构式，观察对位交叉式、邻位交叉式、部分重叠式和全重叠式构象。在 Chem3D 中旋转并观察其立体结构。

（2）画出环己烷的椅式构象和船式构象。观察椅式构象的 a 键、e 键、对称轴和环平面。在 Chem3D 中旋转并观察其立体结构。

（3）画出 1,2-二氯乙烯、1,1-二氯乙烯和环己烷-1,4-二羧酸的结构式，观察哪些结构有顺反异构体。在 Chem3D 中旋转并观察其立体结构。

（4）画出甘油醛、α,β-二氯丁酸和酒石酸的结构式，了解旋光异构现象。在 Chem3D 中旋转并观察其立体结构。

思考题

1. 为何椅式构象较船式构象稳定？
2. 环己烷的椅式构象中 e 键取代和 a 键取代哪种更稳定？为什么？
3. 产生顺反异构有哪些条件？
4. 为什么会产生旋光异构现象？

（谢一凡）

第三节　基本性质实验

实验一　醇、酚、醚、醛、酮的化学性质

Chemical Properties of Alcohols，Phenols，Ethers，Aldehydes and Ketones

一、实验目的

1. 掌握醇、酚、醚的主要化学性质及鉴别反应。
2. 掌握醛、酮的主要化学性质及鉴别反应。

二、实验原理

饱和一元醇与氢卤酸作用时，其羟基可被卤素取代而生成难溶于水的卤代烷。反应速率与醇的类型有关。实验室内通常利用各类醇与卢卡斯（Lucas）试剂（$HCl-ZnCl_2$）反应速率的不同而将它们加以区别。

在强氧化剂高锰酸钾或重铬酸钾作用下，伯醇很容易被氧化成醛，进而氧化成酸；仲醇被氧化成酮；而叔醇则很难被氧化。

邻二醇等多元醇由于相邻羟基的相互影响而使其酸性增强，可以在碱性溶液中与 Cu^{2+} 作用，生成深蓝色的铜盐配合物。

酚具有弱酸性，与碱作用生成能溶于水的酚钠。

苯酚中，酚羟基的邻位或对位上的氢原子有较大的活泼性，易被溴取代而生成 2,4,6-三溴苯酚的白色沉淀。

各种酚与 $FeCl_3$ 溶液反应后其产物呈不同的颜色，此特点常用于酚的鉴别。

醛和酮都含有羰基（ C=O ），羰基具有较大的极性（偶极矩为 2.3～2.8D），可使醛、酮与许多试剂发生反应，如亚硫酸氢钠、氢氰酸、2,4-二硝基苯肼、羟胺和氨脲等。然而醛的羰基在碳链末端，酮的羰基在分子中间，所以两者的化学性质也有某些差异，如醛易被弱氧化剂如土伦（Tollens）试剂、斐林（Fehling）试剂氧化成羧酸，而一般酮则不能。

三、仪器和试剂

1. 仪器

烧杯	试管	量筒	试管夹

2. 试剂

甘油	5％ NaOH	2％ $CuSO_4$	5％ $AgNO_3$
苯酚	6mol/L HCl	0.05％ $KMnO_4$	3mol/L H_2SO_4
正丁醇	饱和 $NaHSO_3$	2％氨水	10％ Na_2CO_3
乙醇	5％ KI	饱和苯酚溶液	2％苯酚溶液
叔丁醇	1％间苯二酚溶液	1％邻苯二酚溶液	1％ $FeCl_3$
丙酮	含过氧化物的乙醚	苯乙酮	饱和溴水
甲醛	2,4-二硝基苯肼试剂	异丙醇	碘液
乙醚	Lucas 试剂【注 1】	Fehling 试剂【注 2】	pH 试纸
苯甲醛			

四、实验步骤

(一) 醇的化学性质

1. 盐酸-氯化锌试验（Lucas 反应）

取干燥试管三支，分别加入正丁醇、异丙醇、叔丁醇各 5 滴，沿管壁加入新配的 Lucas 试剂各 5 滴，振荡均匀，放入水浴中温热，观察现象并比较三者的反应速率。

2. 氧化作用

在四支编号的试管中，各加入 0.05% $KMnO_4$ 3 滴。然后在一号试管中加入乙醇 3 滴，二号试管中加入异丙醇 3 滴，三号试管中加入叔丁醇 3 滴，四号试管中加入蒸馏水 3 滴（作为对照），接着在每支试管中各加入 3 mol/L H_2SO_4 2 滴，将试管振摇后观察现象。

3. 与新制的 $Cu(OH)_2$ 反应

于一支试管中加入 2% $CuSO_4$ 6 滴，然后加 5% NaOH 8 滴，使 $Cu(OH)_2$ 完全沉淀。将此悬浊液等分为两份，在振摇下分别加入 2 滴甘油和 2 滴乙醇，观察现象并加以比较。

(二) 酚的化学性质

1. 苯酚的酸性

取苯酚 2 滴置于一支试管中，加水 5 滴，振摇后得乳浊液，然后加入 5% NaOH 至呈碱性，观察有何变化。再滴加 3mol/L H_2SO_4 至呈酸性，观察又有何变化。

2. 溴代反应

取 2% 苯酚溶液 2 滴置于一支试管中，缓缓滴入饱和溴水 5 滴，并不断振摇，观察现象。

3. 与 $FeCl_3$ 的反应

取试管三支，分别加入 2% 苯酚溶液、1% 邻苯二酚溶液、1% 间苯二酚溶液各 5 滴，在每支试管中均加入 1% $FeCl_3$ 2 滴，振摇后观察现象。

4. 苯酚的氧化作用

取苯酚的饱和水溶液 10 滴置于一支试管中，加入 10% Na_2CO_3 3 滴，混合后滴入 0.05% $KMnO_4$ 2~3 滴，同时加以振摇，观察现象。

(三) 乙醚中过氧化物的检验

(1) 取乙醚 5 滴置于一支试管中，加 5% KI 1 滴、6 mol/L HCl 1 滴，振摇后观察现象。

(2) 取含过氧化物的乙醚 5 滴做同样试验，观察现象。

（四）醛和酮的化学性质

1. 与饱和 $NaHSO_3$ 反应

于两支干燥的试管中分别加入饱和 $NaHSO_3$ 各 10 滴，然后在一支试管中加入苯甲醛 2 滴，另一支试管中加入丙酮 8 滴，用力振摇后置于冷水浴中冷却 15min，观察有无晶体析出（必要时加入 2 滴乙醇以促进晶体析出）。然后在试管中各加入 10% Na_2CO_3 15 滴，加热观察现象。

2. 腙的生成

取两支试管各加入 10 滴 2,4-二硝基苯肼试剂，然后于一支试管中加入 3 滴苯甲醛，另一支中加入 3 滴苯乙酮，用力振摇，观察现象。

3. 与 Tollens 试剂反应

取 5% $AgNO_3$ 1mL，置于洁净的试管中，加入 5% NaOH 2 滴，在振摇下逐滴加入 2%氨水至生成的沉淀刚好溶解【注 3】。将此配好的 Tollens 试剂分一半到另一支洁净的试管中，再在两支试管中分别加入甲醛和丙酮各 3 滴，摇匀后，置于水浴（50~60℃）中加热 2min，观察现象并比较结果。

4. 与 Fehling 试剂反应

取 Fehling 试剂甲、乙各 10 滴置于一支试管中，混合均匀后分别置于两支试管中，然后分别加入甲醛和丙酮各 4 滴，并于水浴中加热 3~5min，观察现象并比较结果。

5. 碘仿反应

在一支试管中加入丙酮 2 滴、水 10 滴、碘液 10 滴，摇匀后逐滴加入 5% NaOH 直至碘的颜色褪去，观察现象。

【注 1】　Lucas 试剂的配制：将 170g 无水氯化锌熔融后，慢慢地倒入 115mL 浓盐酸中，边加边搅拌，并将容器置于冰水浴中冷却，防止氯化氢气体逸出。

【注 2】　Fehling 试剂的配制：由于酒石酸钾钠和氢氧化铜混合后生成的络合物不稳定，故需分别配制。

Fehling 试剂甲：结晶硫酸铜 34.6g 溶于 500mL 水中。

Fehling 试剂乙：酒石酸钾钠 173g、氢氧化钠 70g 溶于 500mL 水中。

【注 3】　Tollens 试剂：由于该试剂久置后形成雷银沉淀，易爆炸，故需临时配用。进行实验时，切忌用火焰直接加热，以免发生危险。

思考题

1. 为什么能用 Lucas 试剂鉴别伯醇、仲醇和叔醇？
2. 试比较苯酚与碳酸的酸性。
3. 列举鉴别醛和酮的常用方法。

4. 哪些结构的化合物能发生碘仿反应？

（杨宇辉）

实验二　羧酸、羧酸衍生物、取代羧酸的化学性质

Chemical Properties of Carboxylic Acids，Carboxylic Acid Derivatives and Substituted Carboxylic Acids

一、实验目的

1. 掌握羧酸、羧酸衍生物及取代羧酸的化学性质。
2. 掌握酮式-烯醇式互变异构现象。

二、实验原理

羧酸具有酸性，其酸性比一般无机酸弱，但比碳酸强。羧酸不易被氧化，但甲酸、乙二酸结构比较特殊，具有还原性，能被酸性高锰酸钾氧化成 CO_2 和 H_2O，甲酸还能与土伦试剂发生反应。

羧酸在一定条件下能发生脱羧反应，例如，乙二酸加热时容易失去一分子二氧化碳而生成甲酸。不同羧酸脱羧的难易程度不同，二元酸比一元酸容易脱羧，二元酸中乙二酸、丙二酸尤其容易脱羧。

羧酸的衍生物有酯、酰卤、酸酐、酰胺等。它们在一定条件下都能发生水解、醇解、氨解等反应。由于结构上的差异，羧酸衍生物酰化反应的活性顺序是：酰卤＞酸酐＞酯＞酰胺。

取代羧酸属于多官能团化合物，它的性质取决于所含各官能团的性质及它们间的相互影响。例如，酒石酸的羧基能与氢氧化钾发生中和反应。

酒石酸二钾分子中含有两个羟基，能与氢氧化铜作用生成深蓝色酒石酸二钾铜。

$$\begin{matrix} & COOK \\ H— & OH \\ H— & OH \\ & COOK \end{matrix} + \begin{matrix} HO \\ \quad \ \ Cu \\ HO \end{matrix} \longrightarrow \begin{matrix} & COOK \\ H— & O \\ H— & O \\ & COOK \end{matrix}Cu + 2H_2O$$

　　　　酒石酸二钾　　　　　　　　　　　　　酒石酸二钾铜

　　水杨酸是酚酸，分子中含有酚羟基，能与三氯化铁作用生成紫色的络合物。若将水杨酸加热至 200～220℃时，即发生脱羧反应而生成苯酚。

　　在乙酰乙酸乙酯溶液中，存在着酮式-烯醇式两种异构体的互变平衡：

$$H_3C—\underset{酮式}{\overset{\overset{O}{\|}}{C}}—CH_2—\overset{\overset{O}{\|}}{C}—O—C_2H_5 \rightleftharpoons H_3C—\underset{烯醇式}{\overset{\overset{OH}{|}}{C}}=CH—\overset{\overset{O}{\|}}{C}—O—C_2H_5$$

　　当加入三氯化铁时，因存在烯醇式异构体而出现紫红色。加入溴水后，因为溴在双键处发生加成反应，而使溴的棕红色褪去。

三、仪器和试剂

1. 仪器

| 烧杯 | 试管 | 试管夹 | 具塞导管 |
| 玻璃棒 | 表面皿 | | |

2. 试剂

10％甲酸溶液	无水乙醇	0.5mol/L KOH
5％ $AgNO_3$	乙酐	5％ $CuSO_4$
2％氨水	苯胺	1％ $FeCl_3$
0.5％ $KMnO_4$	石灰水	10％ Na_2CO_3
5％ NaOH	冰醋酸	10％乙酰乙酸乙酯溶液
乙二酸（粉末）	浓硫酸	10％酒石酸溶液
蓝色石蕊试纸	pH 试纸	水杨酸（粉末）
水杨酸饱和溶液	饱和溴水	1％柠檬酸溶液

四、实验步骤

（一）羧酸的化学性质

1. 甲酸的还原性

（1）取 10％甲酸溶液 5 滴于一支试管中，然后滴加 5％ NaOH 至呈碱性

（用 pH 试纸检验）后，再加 0.5％ KMnO$_4$ 2～3 滴，观察试管中的变化。

（2）取 10％甲酸溶液 5 滴于一支试管中，然后滴加 5％ NaOH 至呈碱性（用 pH 试纸检验），加入硝酸银氨水溶液，置水浴中加热，观察现象。

2. 乙二酸的脱羧反应

在一支干燥试管中加入一小匙乙二酸粉末，装上带有导管的塞子，将试管夹在铁架上，使管口略高于管底，并把导管插入另一支盛有 2mL 石灰水的试管中，用小火均匀加热盛有乙二酸的试管底部，观察现象。

3. 羧酸的酯化反应

在干燥的小试管中加入无水乙醇、冰醋酸各 10 滴，再加入 5 滴浓硫酸，振摇均匀后置于 60～70℃的热水浴中约 10min，然后将试管浸入冷水中冷却，最后向试管内加水 5mL，注意酯的气味。

（二）羧酸衍生物的化学性质

1. 酸酐的氨解

在表面皿上加入苯胺 1 滴，乙酐 1～2 滴【注 1】，用玻璃棒微微搅拌，再加水少许，观察现象。

2. 酸酐的醇解

在一支干燥的小试管中加入 10 滴无水乙醇，逐滴加入乙酐 5 滴，然后放在水浴中加热至沸，并用 10％ Na$_2$CO$_3$ 中和反应液使呈碱性（用 pH 试纸检验），再将生成物倒入盛有水的试管中，注意气味。

（三）取代羧酸的化学性质

1. 酒石酸盐的生成及其与氢氧化铜的作用

（1）取 5 滴 10％酒石酸溶液于一支试管中，在振摇下逐滴加入 0.5 mol/L KOH，仍呈酸性时（用石蕊试纸检验），观察有无沉淀产生。思考沉淀为何物。然后继续滴加 0.5 mol/L KOH 至呈碱性（用 pH 试纸检验），观察沉淀是否完全溶解。思考生成何物（将溶液留作下面实验用）。

（2）取 5 滴 5％ CuSO$_4$ 于一支试管中，加入 10 滴 5％ NaOH，使 Cu(OH)$_2$ 沉淀完全，然后加入（1）中所制得的溶液，观察现象。

2. 水杨酸的性质

（1）取 5 滴饱和水杨酸溶液于一支试管中，加入 1～2 滴 1％ FeCl$_3$，观察溶液颜色的变化。

（2）取少量水杨酸粉末装入一支带导管的干燥试管中，将导管一端插入盛有 2mL 石灰水的试管内，然后加热水杨酸粉末，使之熔化并继续煮沸，观察两支试管中各有什么变化，盛水杨酸的试管中有何特殊气味。

3. 乙酰乙酸乙酯的性质

取 10％乙酰乙酸乙酯溶液 5 滴于一支试管中，加入 1％ FeCl$_3$ 1 滴，观察紫红色的出现，然后向此溶液中加入饱和溴水 1～2 滴，棕红色则消失，稍待片刻，紫红色重新出现，解释上述现象。

4. 柠檬酸和酒石酸的特性反应

（1）取 1% 柠檬酸溶液 5 滴于一支试管中，加石灰水至呈碱性（用 pH 试纸检验），加热则有絮状沉淀析出，自然冷却，沉淀则消失（或减少）。这是因为柠檬酸钙盐随温度降低溶解度反而增大，借此可以鉴别柠檬酸。

（2）取 10% 酒石酸溶液 1 滴于一支试管中，加蒸馏水 9 滴，再滴加 5% NaOH 至呈碱性（用 pH 试纸检验），加入 5% $AgNO_3$ 3 滴即产生黄褐色沉淀【注 2】，然后逐滴加入 2% 氨水至沉淀恰好溶解，置水浴中加热至 60～70℃，观察并记录现象（α-羟基酸易被氧化成 α-酮酸，后者脱羧而成醛，故能发生银镜反应）。

【注 1】 在通风橱内加乙酐。

【注 2】 加入硝酸银后，若产生白色沉淀，说明氢氧化钠加得不够，溶液未呈碱性，致使加入的硝酸银与酒石酸作用生成酒石酸银白色沉淀，而不能发生银镜反应。

思考题

1. 如何鉴别甲酸、乙酸和乙二酸？
2. 哪些结构的化合物能与三氯化铁显色？
3. 为什么滴加乙酐的操作需在通风橱内进行？
4. 如何用实验来验证常温下某些化合物存在酮式和烯醇式的互变异构现象？

（蔡玉兴）

实验三 胺和酰胺的化学性质
Chemical Properties of Amines and Amides

一、实验目的

掌握胺和酰胺的主要化学性质。

二、实验原理

胺的水溶液具有弱碱性，能与酸作用生成盐。例如，苯胺微溶于水呈弱碱性，能与无机酸作用生成苯胺盐。

$$\text{C}_6\text{H}_5\text{—NH}_2 + \text{HCl} \longrightarrow \text{C}_6\text{H}_5\text{—NH}_2 \cdot \text{HCl}$$

苯胺盐酸盐

$$\text{C}_6\text{H}_5\text{—NH}_2 + \text{H}_2\text{SO}_4 \longrightarrow \text{C}_6\text{H}_5\text{—NH}_2 \cdot \text{H}_2\text{SO}_4$$

苯胺硫酸盐

苯胺在室温下能与溴水发生芳环上的取代反应，生成 2,4,6-三溴苯胺白色沉淀。

苯胺及其他芳香伯胺，在低温和强酸存在时，与亚硝酸发生重氮化反应而生成重氮盐。

$$\text{C}_6\text{H}_5\text{—NH}_2 + \text{HCl} \longrightarrow \text{C}_6\text{H}_5\text{—NH}_2 \cdot \text{HCl} \xrightarrow[\text{HNO}_2]{0\sim5\text{℃}} \text{C}_6\text{H}_5\text{—N}_2^+\text{Cl}^- + \text{H}_2\text{O}$$

重氮盐的化学性质活泼，它与芳胺或酚类发生偶联反应生成有色的偶氮化合物。

$$\text{C}_6\text{H}_5\text{—N}_2^+\text{Cl}^- + \text{C}_6\text{H}_5\text{—N(CH}_3)_2 \xrightarrow[0\text{℃}]{\text{NaAc,HAc}} \text{C}_6\text{H}_5\text{—N}=\text{N—C}_6\text{H}_4\text{—N(CH}_3)_2$$

$$\text{C}_6\text{H}_5\text{—N}_2^+\text{Cl}^- + \text{C}_6\text{H}_5\text{—OH} \xrightarrow[0\text{℃}]{\text{NaOH,H}_2\text{O}} \text{C}_6\text{H}_5\text{—N}=\text{N—C}_6\text{H}_4\text{—OH}$$

酰胺是由酰基和氨基结合而成的化合物。尿素是碳酸的二酰胺，具有弱碱性，它可与硝酸或乙二酸作用生成难溶盐。

尿素在碱液中加热后水解放出氨气。

$$\text{H}_2\text{N—}\overset{\text{O}}{\overset{\|}{\text{C}}}\text{—NH}_2 + 2\text{NaOH} \xrightarrow{\triangle} \text{Na}_2\text{CO}_3 + 2\text{NH}_3\uparrow$$

尿素与亚硝酸作用放出氮气和二氧化碳。

$$\text{H}_2\text{N—}\overset{\text{O}}{\overset{\|}{\text{C}}}\text{—NH}_2 + 2\text{HONO} \longrightarrow \text{HO—}\overset{\text{O}}{\overset{\|}{\text{C}}}\text{—OH} + 2\text{H}_2\text{O} + 2\text{N}_2\uparrow$$
$$\longrightarrow \text{CO}_2\uparrow + \text{H}_2\text{O}$$

将尿素加热至其熔点以上，两分子尿素失去一分子氨而生成缩二脲。缩二脲含有两个酰胺键，在碱性溶液中与铜盐发生反应，生成紫红色络合物，此反应称为缩二脲反应。

$$\text{H}_2\text{N—}\overset{\text{O}}{\overset{\|}{\text{C}}}\text{—NH}_2 + \text{H}_2\text{N—}\overset{\text{O}}{\overset{\|}{\text{C}}}\text{—NH}_2 \xrightarrow[\triangle]{160\text{℃}} \text{H}_2\text{N—}\overset{\text{O}}{\overset{\|}{\text{C}}}\text{—}\overset{\text{H}}{\overset{|}{\text{N}}}\text{—}\overset{\text{O}}{\overset{\|}{\text{C}}}\text{—NH}_2 + \text{NH}_3\uparrow$$

三、仪器和试剂

1. 仪器

烧杯	量筒	试管	玻璃棒
试管夹	温度计	托盘天平	

2. 试剂

6mol/L HCl	20% NaNO$_2$	尿素（固体）	3mol/L H$_2$SO$_4$
苯酚	1% CuSO$_4$	苯胺	浓硝酸
饱和 NaAc 溶液	1%苯胺溶液	N,N-二甲苯胺	蓝色石蕊试纸
饱和溴水	10% NaOH	红色石蕊试纸	饱和乙二酸溶液
冰	30%尿素溶液	浓盐酸	淀粉-碘化钾试纸

四、实验步骤

1. 苯胺的碱性

（1）取一支试管加入苯胺 5 滴、水 2mL，振摇，观察现象。

（2）将上述溶液分装在两支试管中，于一支试管中加入 6mol/L HCl 2～3 滴，另一支试管中加入 3mol/L H$_2$SO$_4$ 2～3 滴，振摇，比较两者的结果。

2. 苯胺的溴代作用

取 10 滴 1%苯胺水溶液置于一支试管中，加入 4～6 滴饱和溴水，观察现象。

3. 苯胺的重氮化反应

取 5 滴苯胺、10 滴水、10 滴浓盐酸置于一支试管中混合，将此试管浸入冰水浴中，冷却至 0～5℃，在此温度下逐滴加入 20% NaNO$_2$【注 1】，并不断用玻璃棒搅拌使溶液充分混合。从加入第 4 滴 NaNO$_2$ 溶液开始，每加 1 滴 NaNO$_2$ 溶液，搅拌 1min（因近终点时，反应速率缓慢），取出 1 滴反应液滴加在淀粉-碘化钾试纸上，如试纸立刻出现深蓝色的斑点（即 KI 被过量的 HNO$_2$ 氧化析出 I$_2$），表示反应已完成，不需再加 NaNO$_2$ 溶液【注 2】；若无深蓝色的斑点出现，应继续滴加 NaNO$_2$ 溶液至淀粉-碘化钾试纸产生深蓝色的斑点为止。将制成的重氮盐溶液浸在冰水中备用【注 3】。

4. 偶联反应

1）重氮盐与芳胺偶联

取 3 滴 N,N-二甲苯胺、10 滴水置于一支试管中混合，滴加浓盐酸至恰使其溶解，把所得的透明溶液放在冰水中冷却几分钟，然后再加入上面自制的重氮盐溶液 1mL 及饱和 NaAc 溶液 10 滴，振摇并观察现象。

2) 重氮盐与苯酚偶联

取 1mL 上面自制的重氮盐溶液置于一支试管中，加入 2 滴苯酚及 2 滴 10%NaOH，振摇并观察现象。

5. 尿素的碱性

取两支试管分别加入 30% 尿素溶液 5 滴，然后在一支试管中加入 5 滴浓硝酸，在另一支试管中加入 5 滴饱和乙二酸溶液，观察现象。

6. 尿素的水解

取一支试管加入 10% NaOH 10 滴，30% 尿素溶液 5 滴，将试管用小火加热，嗅所产生的气味，并将润湿的红色石蕊试纸放在试管口，观察颜色的变化。

7. 尿素与亚硝酸的反应

取一支试管加入 30% 尿素溶液 6 滴，20% $NaNO_2$ 3 滴，将试管置于冷水中，然后逐滴加入 10 滴 3mol/L H_2SO_4，振摇试管，将润湿的蓝色石蕊试纸放在试管口，观察颜色的变化。

8. 缩二脲反应

取一支干燥的试管，加入 0.2～0.3g 尿素，将试管用小火加热，尿素先熔化，继而放出氨气（嗅其气味或用湿润的红色石蕊试纸检验），继续加热，试管内的物质逐渐凝固，最后结成固体，停止加热。待试管冷却后，加入 1mL 水，用玻璃棒搅拌，使固体尽量溶解，然后加入 10% NaOH 及 1% $CuSO_4$ 各 2 滴，观察现象。

【注 1】　由于重氮盐很不稳定，温度高时易分解，必须严格控制反应温度。

【注 2】　在重氮化反应中，$NaNO_2$ 不要过量太多。

【注 3】　重氮盐一般不从水溶液中分出，保存在 0～5℃ 冰水中备用。

思考题

1. 为什么重氮化反应必须严格控制反应条件？温度过高会产生什么产物？
2. 芳胺的亚硝酸反应中，为什么可以用淀粉-碘化钾试纸来指示反应的进程？

（蔡玉兴）

实验四　脂类的化学性质

Chemical Properties of Lipids

一、实验目的

1. 掌握油脂的化学性质。

2. 掌握胆固醇的鉴定反应和血清胆固醇含量的测定方法。

二、实验原理

油脂一般不溶于水，但在胆盐的乳化作用下，油脂微粒能较为稳定地分散在水中形成乳浊液。

油脂是甘油与高级脂肪酸所形成的酯，油脂在碱性溶液中能水解成为甘油和高级脂肪酸的盐——肥皂，这种水解称为皂化。

$$\begin{array}{l} H_2C-O-\overset{\displaystyle O}{\overset{\|}{C}}-R \\ HC-O-\overset{\displaystyle O}{\overset{\|}{C}}-R' \\ H_2C-O-\overset{\displaystyle O}{\overset{\|}{C}}-R'' \end{array} +3NaOH \xrightarrow{\triangle} \begin{array}{l} H_2C-OH \\ HC-OH \\ H_2C-OH \end{array} +RCOONa+R'COONa+R''COONa$$

油脂皂化所得的甘油溶解于水，而肥皂在水中则形成胶体溶液，但加入饱和食盐以后，肥皂析出，由此可将甘油与肥皂分开。

油脂的皂化液若用无机酸酸化或与钙、镁等金属盐类作用，则析出固体。前者所生成的固体为难溶于水的高级脂肪酸；后者所生成的固体为不溶于水的钙肥皂或镁肥皂，肥皂不适宜在硬水中使用就是这个缘故。

$$RCOONa+HCl \longrightarrow RCOOH\downarrow+NaCl$$
$$2RCOONa+CaCl_2 \longrightarrow (RCOO)_2Ca\downarrow+2NaCl$$

油脂的不饱和性可用溴的四氯化碳溶液检出，这是由于溴加成到组成油脂的不饱和脂肪酸的双键上而褪色。

类脂包括磷脂、糖脂和甾醇。甾醇以胆固醇最为重要，它能与某些试剂发生颜色反应。例如，胆固醇在氯仿溶液中和乙酐及浓硫酸作用，溶液先呈浅红色，再呈蓝紫色，最后变为绿色，反应所生成颜色的深浅和胆固醇含量成正比，颜色越深表示含量越高。

三、仪器和试剂

1. 仪器

烧杯	量筒	带有约 50cm 长玻璃管的软木塞	大试管
干燥试管	试管架	UV-2000 分光光度计	吸量管

2. 试剂

棉籽油	丙酮	10% HCl	乙醇
沸石	苯	0.01%胆固醇的氯仿溶液	浓硫酸
乙酐	四氯化碳	40% NaOH	$CaCl_2$ 溶液
饱和食盐水	1%胆盐溶液	3%溴的四氯化碳溶液	胆固醇显色剂

四、实验步骤

1. 油脂的溶解性和乳化作用

取干燥试管两支，各加棉籽油 2 滴，然后在两支试管内分别加入水和丙酮各 1mL，用力振摇使之成为乳浊液，然后静置于试管架上，5min 后再观察现象。

2. 油脂的皂化

取棉籽油 5 滴，置于一支大试管中，加入乙醇和 40% NaOH 各 3mL，然后在试管口塞上一个带有约 50cm 长玻璃管的软木塞，并将试管放入水浴中加热回流 45min。待试管稍冷后将已皂化完全【注】的溶液取出 1mL，置于一支试管中，留作实验 3 用。其余皂化液倒入盛有 4mL 饱和食盐水的小烧杯中，边倒边搅拌，此时有肥皂析出。如肥皂尚未析出，可将溶液冷却，即凝结成肥皂。

3. 油脂中脂肪酸的检查

（1）取实验 2 制得的皂化液 1mL，分出约 0.5mL，置于一支试管中，加水 1mL 稀释，再缓慢滴加 10% HCl，直至淡黄色或白色脂肪酸析出为止。

（2）余下一半皂化液用 1mL 水稀释，滴加 $CaCl_2$ 溶液，观察现象。

4. 油脂不饱和性的检验

在一支干燥试管中，加入 2 滴棉籽油，并滴加四氯化碳至棉籽油溶解，然后滴加 3%溴的四氯化碳溶液，并加以振摇，观察现象。

5. 胆固醇的鉴定反应

取 0.01%胆固醇的氯仿溶液 20 滴，置于一支干燥试管中，加入乙酐 15 滴，摇匀后加浓硫酸 2 滴，再摇匀，注意观察溶液颜色的变化。

6. 分光光度法测定血清胆固醇的含量

（1）按表 3.5 所示配制空白溶液（B）、标准溶液（S）和被测溶液（U）。

表 3.5　比色溶液配制方法

比色溶液	空白溶液（B）	标准溶液（S）	测定溶液（U）
血清	—	—	0.10mL
胆固醇标准溶液	—	0.10mL	—
显色剂	6mL	6mL	6mL

（2）定容后混匀，在37℃恒温水浴中静置10min，取出后，在5min内用UV-2000分光光度计，在600～640nm波长下进行比色测定。记下标准溶液和被测溶液的吸光度。

（3）将吸光度代入式（3.6）中进行计算，求得血清中胆固醇的含量。已知标准胆固醇溶液的浓度为200mg/dL。

$$胆固醇含量(mg/dL)=\frac{A_U}{A_S}\times 200 \qquad (3.6)$$

【注】　检验皂化是否完全，可取1滴反应液置于一支小试管中，加4mL热蒸馏水，如无油滴析出，表示皂化已经完全，可停止回流。反之，则继续回流，直至棉籽油完全皂化为止。

思考题

1. 怎样检测油脂的不饱和性？
2. 为什么肥皂不适合在硬水中使用？

（陈聪颖）

实验五　糖类的化学性质
Chemical Properties of Saccharides

一、实验目的

1. 掌握单糖、双糖、多糖的化学性质。
2. 熟悉单糖、双糖、多糖的鉴别方法。

二、实验原理

糖类广泛存在于自然界中，是人类生命活动必需的重要物质。

在溶液中，葡萄糖、乳糖和麦芽糖等分子都含有醛基，因而具有还原性，能将本尼迪特试剂或土伦试剂还原成为 Cu_2O 沉淀或金属银，并能与苯肼作用生成糖脎，根据各种糖脎的晶体形状不同，可用于鉴别糖类。

蔗糖无还原性，也不能与苯肼作用生成糖脎，蔗糖经水解后，由于生成果糖和葡萄糖，其水解液具有还原性。

多糖也无还原性。淀粉经水解可生成糊精，再转变成麦芽糖，最后变成葡萄糖，此时具有还原性，能与本尼迪特试剂发生反应。淀粉与碘作用显蓝紫色，此反应很灵敏，常可用于检验碘或淀粉，当淀粉水解时，分子由大逐渐变小，遇碘颜色也由蓝紫色向紫色、红色、黄色变化，当淀粉水解成麦芽糖或葡萄糖时，遇碘则不显色。

三、仪器和试剂

1. 仪器

烧杯	量筒	显微镜	试管夹
试管	玻璃棒	盖玻片	载玻片
吸管			

2. 试剂

2%葡萄糖溶液	2%果糖溶液	2%麦芽糖溶液
2%蔗糖溶液	2%淀粉溶液	5% $AgNO_3$
10% NaOH	6mol/L 氨水	苯肼试剂
本尼迪特试剂	碘试液	10% H_2SO_4

四、实验步骤

1. 糖的还原性

（1）取试管三支，分别加入 2%葡萄糖、2%麦芽糖和 2%蔗糖溶液各 2mL，再各加硝酸银氨水溶液 1mL，摇匀后在水浴中加热几分钟，观察现象。

（2）另取试管三支，分别加入 2%葡萄糖、2%麦芽糖和 2%蔗糖溶液各 2mL，再各加本尼迪特试剂 10 滴，摇匀后置沸水浴中加热数分钟，观察现象。

2. 糖脎的生成

取试管四支，分别加入 2%葡萄糖、2%果糖、2%乳糖和 2%麦芽糖溶液各 1mL，在加入葡萄糖和果糖的两支试管中各加入苯肼试剂 5 滴，另两支试管中各加苯肼试剂 10 滴，混匀后，将此四支试管在沸水浴中加热 30min，取出试管冷却，观察是否有晶体析出及晶体析出的快慢。将所得各糖脎分别放在显微镜下观察它们的晶体形状。

3. 蔗糖的水解

在一支试管中加入 2%蔗糖溶液 2mL，再滴加 10% H_2SO_4 10 滴，将试管在沸水浴中加热 10min，取出，冷却后滴加 10% NaOH 至呈弱碱性，然后滴加本尼迪特试剂 10 滴，在沸水浴中加热数分钟，观察现象。

4. 淀粉的水解

（1）在一支试管中加入 2% 淀粉溶液 10 滴，再加碘试液 1 滴，观察现象。

（2）取试管一支，加入 2% 淀粉溶液 10 滴，再加 10% H_2SO_4 10 滴，将试管在沸水浴中加热 10~15min，取出，冷却后用 10% NaOH 调节至弱碱性，将此溶液分成两支试管，其中一支试管加碘试液 1 滴，另一支试管中加本尼迪特试剂 10 滴，并在沸水浴中加热数分钟，观察两支试管中的变化。

思考题

1. 用什么方法鉴别还原糖和非还原糖？

2. 淀粉在酸性溶液中水解后，为什么要用碱中和后才能与本尼迪特试剂反应？

3. 苯肼试剂和醛、酮类的成腙作用及苯肼和糖类的成脎作用有何不同？

4. 为什么葡萄糖脎和果糖脎的晶形相同？

（陈聪颖）

实验六　蛋白质的性质

Properties of Protein

一、实验目的

1. 掌握蛋白质的化学性质。
2. 掌握酪蛋白等电点的测定方法。

二、实验原理

蛋白质分子中含有许多能与极性水分子作用的极性基团，使蛋白质颗粒表面形成一层水化膜，因而蛋白质颗粒不易相互碰撞而沉淀析出。若在蛋白质溶液中加入无机盐类如 $(NH_4)_2SO_4$、Na_2SO_4 等至适当浓度，蛋白质即从溶液中沉淀析出，这种现象称为盐析。但析出的蛋白质的化学性质未变，降低盐的浓度时，蛋白质的沉淀仍能溶解。不同的蛋白质由于所带的电荷和水化程度不同，盐析时所需的盐浓度也不同，因而可以将不同的蛋白质加以分离。例如，在饱和的

$(NH_4)_2SO_4$ 溶液中，球蛋白与白蛋白均能沉淀析出；但在半饱和的 $(NH_4)_2SO_4$ 溶液中，球蛋白能沉淀析出，而白蛋白则不能。

当向蛋白质溶液中加入与水互溶的有机溶剂时，这些溶剂与水的亲和力强，能够破坏蛋白质的水化层，使蛋白质的溶解度降低而发生絮凝沉淀。但如在生成的蛋白质絮凝物中加入水稀释后，沉淀重新溶解，这与溶胶的聚沉是不同的。常用的有机溶剂有乙醇、甲醇和丙酮等。为了防止蛋白质在分离过程中发生变性，有机溶剂浓度不能太高（小于 50%），而且需要在低温条件下进行。但某些沉淀条件，不仅破坏了蛋白质胶体溶液的稳定性，也破坏了蛋白质的结构和性质，产生的沉淀不能重新溶解于水，所以又称为变性沉淀，如加热沉淀、强酸碱沉淀、重金属盐沉淀、大量有机溶剂等都属于变性沉淀。

重金属盐类和三氯乙酸等均能使蛋白质变性沉淀。重金属盐与蛋白质分子中的羧基作用，形成不溶性的蛋白质盐，如蛋白质与银盐作用生成不溶性蛋白质银盐沉淀。重金属盐也能与蛋白质分子中的巯基等基团作用生成络合物。在酸性条件下三氯乙酸与蛋白质分子中的氨基作用，也能形成不溶性的蛋白质盐沉淀。

临床上治疗重金属盐中毒时，常内服大量蛋白质；生化检验中利用三氯乙酸等来制备无蛋白血滤液，都是根据这个原理。

蛋白质能发生缩二脲反应，临床上利用这个反应来测定血清中蛋白质的含量。蛋白质中含有苯环的氨基酸，遇浓硝酸发生硝化反应而生成黄色硝基化合物，这个反应称为蛋白黄反应。蛋白质与水合茚三酮溶液共热，呈蓝紫色。利用这些颜色反应可以鉴别蛋白质。

蛋白质分子中仍然存在游离的氨基和羧基，因此蛋白质和氨基酸一样具有两性电离的性质。在水溶液中能进行碱性电离和酸性电离，其电离程度受溶液 pH 的影响。

$$\underset{NH_2}{\overset{COO^-}{Pr}} \underset{OH^-}{\overset{H^+}{\rightleftharpoons}} \underset{NH_3^+}{\overset{COO^-}{Pr}} \underset{OH^-}{\overset{H^+}{\rightleftharpoons}} \underset{NH_3^+}{\overset{COOH}{Pr}}$$

在某一 pH 时，蛋白质分子的两种电离程度相等，此时溶液的 pH 即称为蛋白质的等电点。在等电点时，蛋白质溶液最不稳定，易从溶液中沉淀析出。利用蛋白质两性电离的性质，可通过电泳、离子交换层析、电聚焦等技术分离蛋白质。

三、仪器和试剂

1. 仪器

吸量管　　　　　移液管　　　　　玻璃棒　　　　　试管

试管架

2. 试剂

酪蛋白	石蕊试纸（红色）	$(NH_4)_2SO_4$	0.5％ $Pb(Ac)_2$
蒸馏水	5％ $AgNO_3$	蛋白质溶液	10％三氯乙酸溶液
乙醇	10％ $NaOH$	1％ $CuSO_4$	0.16mol/L HAc

酪蛋白溶液【注1】

四、实验步骤

1. 蛋白质元素组成的鉴定

取约 0.2g 酪蛋白粉置于一支干燥试管中，在试管内壁贴一小块湿润的红色石蕊试纸。把试管放在小火上加热，这时蛋白质受热变为焦黑，表示有碳元素存在；蛋白质经加热分解放出氨气，使红色石蕊试纸变蓝色，表示有氮和氢元素存在。

2. 蛋白质的盐析

在一支试管中，加入蛋白质溶液 2mL，再分次用药匙加入 $(NH_4)_2SO_4$，每次加入后仔细振摇试管，使 $(NH_4)_2SO_4$ 完全溶解。当 $(NH_4)_2SO_4$ 的浓度达到一定程度时，可观察到蛋白质从溶液中呈絮状沉淀析出。

3. 乙醇对蛋白质的作用

在一支试管中，加入蛋白质溶液 10 滴，再加 95％乙醇 1mL，振摇试管，观察溶液是否浑浊。接着加水 1mL，观察溶液又有什么变化。

4. 蛋白质的变性沉淀

(1) 取试管三支，各加入蛋白质溶液 10 滴，然后分别加入 0.5％ $Pb(Ac)_2$、5％ $AgNO_3$ 和 1％ $CuSO_4$ 各 2 滴，摇匀，观察现象。

(2) 另取试管一支，加入蛋白质溶液 5 滴，再加入 10％三氯乙酸溶液 3 滴，观察现象。

5. 蛋白质的颜色反应

在试管中加入蛋白质溶液 5 滴和 10％ $NaOH$ 5 滴，摇匀后，再加入 1％ $CuSO_4$ 3 滴，边滴边摇匀，注意观察溶液颜色的变化。

6. 酪蛋白等电点的测定

取七支编号的干燥试管置于试管架上，在第 2～第 7 号试管中用 5mL 移液管各加入蒸馏水 5.00mL。

另用一支 5mL 移液管，在第 1 号和第 2 号试管中，分别加入 5.00mL 0.16mol/L 乙酸溶液。

振摇第 2 号试管中溶液，均匀混合，然后吸出 5.00mL 溶液移入第 3 号试管，振摇第 3 号试管中溶液，均匀混合，吸出 5.00mL 溶液移入第 4 号试管，用同样方法顺次稀释直至第 7 号试管，最后从第 7 号试管中吸出 5.00mL 溶液并弃去，这样每一试管中皆为 5mL 溶液。

在 1～7 号试管中各加入 1.00mL 酪蛋白溶液，摇匀并记下时间。

静置 15min，观察各试管中溶液的浑浊程度（可用 1～3 个"+"号表示），将结果填入表 3.6 中。

表 3.6　酪蛋白等电点的测定

试　管	1	2	3	4	5	6	7
浑浊程度							
溶液 pH							

根据式（3.7）计算出各管溶液的 pH，也填入表 3.6 内，并找出沉淀最多的试管的 pH 作为酪蛋白的等电点。

$$pH=3.54+0.30m\quad【注2】\tag{3.7}$$

式中，m 为试管号码，例如，第 3 管即 $m=3$，pH$=3.54+0.30\times3=4.44$。

【注1】　酪蛋白溶液的配制：称取 0.2g 酪蛋白置于研钵中，逐滴加入蒸馏水，仔细研细，直至酪蛋白小颗粒完全消失为止。将酪蛋白悬浊液移入 100mL 锥形瓶中，同时用少量 40℃的蒸馏水将研钵中剩余酪蛋白悬浊液淋洗入锥形瓶，用吸量管量取 5.00mL 1mol/L 乙酸钠溶液加入酪蛋白悬浊液中，将锥形瓶置于 40～50℃水浴中，不断搅拌，使酪蛋白完全溶解（如长时间搅拌仍不溶解，可加入少量蒸馏水）。将溶液全部移入 50mL 容量瓶中，加水到刻度线。

【注2】　溶液的 pH 可按式（3.8）计算：

$$pH=pK_a+\lg\frac{n_{碱}}{n_{酸}}\tag{3.8}$$

乙酸的 pK_a 为 4.74，$n_{碱}$ 和 $n_{酸}$ 分别代表碱和酸的物质的量（mmol）。每支试管中碱的物质的量为：$n_{碱}=5/50=0.1$mmol；酸的物质的量随试管号码 m 的增大依次减少 1/2：$n_{酸}=n_0\times2^{1-m}$，式中，n_0 为乙酸最初的物质的量，即在第 1 号试管中所含乙酸的物质的量为：$0.16\times5=0.8$。将 $n_{碱}$ 和 $n_{酸}$ 代入式（3.8）中得

$$pH=pK_a+\lg[0.1/(0.8\times2^{1-m})]=4.74+\lg0.1-\lg0.8-(1-m)\lg2$$
$$=4.74-1+0.1-0.3+0.3m=3.54+0.30m$$

思考题

1. 如何分离球蛋白和白蛋白的混合物？

2. 临床上治疗重金属盐中毒时，常内服大量蛋白质，其原理是什么？

3. 临床上利用什么反应来测定血清中蛋白质的含量？

（谢一凡）

实验七 酶的催化作用

Catalysis of Enzyme

一、实验目的

1. 了解酶催化的特点。

2. 了解温度、溶液的 pH 对酶催化活性的影响。

二、实验原理

酶是一种特殊的生物催化剂，它是具有催化作用的蛋白质，存在于动物、植物和微生物中。生物体内所发生的一切化学反应几乎都是在酶的催化下进行的。

酶与一般非生物催化剂相比较，具有以下几个主要特点：

（1）酶对所作用的底物（反应物）有高度的专一性，一种酶通常只能催化一种特定的反应。例如，尿素酶只能催化尿素的水解反应，但对于尿素取代物的水解反应则没有催化作用。

（2）酶具有高效率的催化能力，对于同一个反应，酶的催化能力比一般非生物催化剂可高出 $10^6 \sim 10^{13}$ 倍。

（3）酶的催化条件比较温和，在常温常压下即可发挥催化作用，人体中各种酶的最适宜温度为 37℃，温度过高会引起酶变性，失去催化活性。

（4）溶液的 pH 对酶的活性影响很大，酶只能在一定的 pH 范围内发挥催化作用，如果 pH 偏离这个范围，酶的活性就会降低，甚至完全丧失。大多数酶在 pH 约为 7 时活性最大，但胃蛋白酶在 pH 为 2 时活性最大，胰蛋白酶在弱碱性下活性最大。

唾液腺淀粉酶对于食物的消化是非常重要的，它存在于唾液腺中，能催化淀粉水解生成糊精和麦芽糖。该水解反应是分步进行的，先生成糊精（与 I_2 溶液作用呈红色），糊精再水解生成麦芽糖。

氧化酶对许多体内的氧化反应起催化作用。

过氧化氢酶几乎存在于所有生命组织中，对 H_2O_2 分解为 O_2 和 H_2O 的反应起催化作用，使 H_2O_2 不在体内积蓄，从而对机体起到保护作用。

尿素酶对尿素水解生成氨和二氧化碳起催化作用。可利用尿素酶定量测定血和尿中尿素的含量。

三、仪器和试剂

1. 仪器

试管	锥形瓶	量筒	试管架
研钵	托盘天平	漏斗	酸式滴定管
玻璃毛	漏斗架	移液管	

2. 试剂

10g/L 淀粉	I_2 溶液	联苯胺（冰醋酸饱和溶液）
HAc-NaAc（pH 5）	浓 HNO_3	NaH_2PO_4-Na_2HPO_4（pH 7）
NH_3-NH_4Cl（pH 9）	10g/L 尿素	HCl 标准溶液（约 0.1mol/L）
唾液	尿素酶	1g/L 溴酚红（20%乙醇溶液）
10g/L 邻苯二酚	30g/L H_2O_2	土豆

四、实验步骤

（一）唾液腺淀粉酶的催化作用

1. 温度的影响

（1）取三支试管，分别加 5mL 10g/L 淀粉溶液，将第一支试管放在 70℃ 水浴中，第二支试管放在 37℃ 水浴中，第三支试管放在冰水浴中。振摇试管，使试管内溶液达到相应温度。

（2）在三支试管中各加 5 滴唾液，摇匀，记下滴入唾液的时间。

（3）在白色点滴板的三个凹槽内，分别滴加 3 滴上述三种溶液，再各加 1 滴 I_2 溶液，观察现象。

（4）1min 后，再分别滴加 3 滴步骤（2）中的三种溶液和 1 滴 I_2 溶液，以同样方式检查三种溶液在 5min、10min、15min、30min、45min、60min 后的现象。记录三种不同温度下溶液与 I_2 显蓝色的时间顺序，比较哪种温度下淀粉反应速率最快。

2. pH 的影响

（1）取三支试管，在第一支试管中加 HAc-NaAc 缓冲溶液（pH 5），在第二支试管中加 NaH_2PO_4-Na_2HPO_4 缓冲溶液（pH 7），在第三支试管中加 NH_3-

NH_4Cl 缓冲溶液（pH 9），在每支试管中分别加 1mL 淀粉溶液。将三支试管放在 37℃的水浴中，振荡试管。5min 后，在三支试管中各加 1mL 唾液稀释液（100mL 蒸馏水中加 1mL 唾液），记下加入唾液的时间。

（2）从三支试管中分别取 3 滴溶液滴在点滴板的三个凹槽内，分别试验与 I_2 的反应。利用颜色的变化，判断哪支试管内反应速率最快。

（二）氧化酶和过氧化氢酶的催化作用

1. 土豆提取液的制备

（1）在研钵内放 3g 切碎的新鲜土豆片，加一些沙子和少量水，研成浆状，加 30mL 水，充分混匀，放置 5min。

（2）在一个漏斗中铺上玻璃毛，将制得的土豆悬浮液过滤。滤液静置至大部分淀粉沉降后，取上层清液，即为土豆提取液。

2. 氧化酶的催化作用

（1）取 5mL 水于试管中，加 3mL 10g/L 邻苯二酚溶液，再加 5 滴浓 HNO_3 溶液，溶液呈浅红色。反应方程式为

$$\text{（邻苯二酚 OH,OH）} + HNO_3\text{（浓）} \longrightarrow \underset{\text{浅红色}}{\text{（醌 O,O）}} + NO_2\uparrow + H_2O$$

（2）取四支试管，第一支试管加 5mL 水，其他三支试管中分别加入 5mL 土豆提取液。把第二支试管在煤气灯上加热至沸，然后冷却；在第一支、第二支和第三支试管中各加 5 滴 10g/L 邻苯二酚溶液；第四支试管不加，用作对比。振荡试管，静置，每隔 5min 振摇试管，观察试管内是否变为浅红色。由于氧化酶对空气氧化邻苯二酚起催化作用，使某个试管内呈现浅红色。

$$\text{（邻苯二酚 OH,OH）} + O_2 \xrightarrow{\text{氧化酶}} \underset{\text{浅红色}}{\text{（醌 O,O）}} + H_2O$$

3. 过氧化氢酶的催化作用

（1）在刚切开的新鲜土豆切面上滴 3 滴 30g/L H_2O_2 溶液，观察现象。

（2）在瓷蒸发皿内加 1mL 土豆提取液和一小片新鲜土豆，加 3 滴联苯胺试剂，充分混匀，加 3 滴 30g/L H_2O_2 溶液，观察颜色变化。再取 1mL 水（不含土豆提取液和土豆），重复上述实验，用作对比。

（三）尿素酶的催化作用

1. 尿素酶对尿素水解的催化作用

（1）用移液管移取 25.00mL 10 g/L 尿素溶液于 250mL 锥形瓶中，加 30mL

蒸馏水，把锥形瓶放到 45℃ 的水浴中。在研钵中研细一片尿素酶（约 0.2g），加入锥形瓶中，再加 10mL 蒸馏水冲洗研钵，将所有尿素酶转移到锥形瓶中，混匀。将锥形瓶放在 40～45℃ 水浴中，保温 10min。

（2）10min 后，将锥形瓶从水浴中取出，加 10 滴溴酚红指示剂（变色范围为 pH 5.0～6.8），用 HCl 标准溶液滴定至溶液由红色变为黄色，即为终点。由消耗 HCl 标准溶液的体积可以计算出尿素水解后产生的 NH_3 的量。

2. 温度对尿素酶催化活性的影响

取 40mL 蒸馏水于 250mL 锥形瓶中，加入约 0.2g 研细的尿素酶。将锥形瓶中的溶液加热至沸，保温 5～10min，然后在冰水中冷却至室温，加 25.00mL 10g/L 尿素溶液，将锥形瓶放在 40～45℃ 水浴中保温 10min。取出锥形瓶，加 10 滴溴酚红指示剂，用 HCl 标准溶液滴定（逐滴加入），记下终点时消耗 HCl 标准溶液的体积。比较消耗 HCl 标准溶液的体积与上一次滴定有何不同。

思考题

1. 酶的主要特点有哪些？
2. 简述影响酶催化活性的因素。

（金玉杰）

实验八　血和尿的性质
Properties of Blood and Urine

一、实验目的

1. 了解血液和尿液中所含的无机离子和有机化合物。
2. 了解血液的颜色反应和尿的病理检验方法。

二、实验原理

血液占人体质量的 5%～7%。血液中的液体部分称为血浆，血浆约由 92% 的水和 8% 的固体组成。固体中 85% 以上是蛋白质，此外还含有其他有机物，如类脂（脂肪、卵磷脂和胆固醇等）、糖类（葡萄糖等）、氨基酸和排泄物（尿素、尿酸、肌酸酐等）。血液中的无机离子主要是 Na^+、Cl^-、HCO_3^-，此外还有含量较少却非常重要的 K^+、Ca^{2+}、Mg^{2+} 和 PO_4^{3-}。HCO_3^- 与 H_2CO_3（CO_2 +

H₂O）对于维持血液的 pH 起着重要的作用。

红细胞周围由液体包围，它可以失去水分进入到周围的液体中，或从周围液体中得到水分，以维持人体正常的渗透压。如果红细胞吸取的水分过多，细胞就会破裂，它的成分分散到周围的液体中，这就是红细胞的溶解或溶血作用。红细胞向周围液体失水，称为皱缩。

通过对人尿液的分析，能得到许多有关人体健康的信息。一般尿中含有许多有机物质和无机物质，具有较为恒定的 pH。尿中的无机离子有 Cl^-、SO_4^{2-}、PO_4^{3-}、HCO_3^-、Na^+、K^+ 和 NH_4^+ 等；尿中的有机物通常是尿素、尿酸和肌酸酐。如果尿中这些成分的含量不正常，说明某些系统的机能失常。

在尿中通常不会出现糖、酮体、蛋白质、胆汁、血等物质，如果它们存在于尿中，则证明人体患有某种疾病。糖尿（尿液中有还原性糖存在）表明有糖尿病或肝脏受损；若肾脏机能失常或该器官受损，则在尿液中出现白蛋白；尿液中含有苯丙酮酸（称为苯丙酮酸尿），是苯丙氨酸的新陈代谢缺陷造成的，大脑迟钝等许多现象由此产生。

三、仪器和试剂

1. 仪器

试管	量筒	瓷蒸发皿	烧杯
滤纸	玻璃棒		

2. 试剂

6mol/L HNO_3	联苯胺	3mol/L H_2SO_4
30g/L H_2O_2	冰醋酸	100g/L Na_2WO_4
9g/L NaCl	正常尿样	0.1mol/L $AgNO_3$
100g/L NaCl	病态尿样	6mol/L HCl
0.1mol/L HCl	本尼迪特试剂	5％亚硝酰铁氰化钠溶液
0.1mol/L $BaCl_2$	血液	100g/L $(NH_4)_2MoO_4$
100g/L $FeCl_3$	蓝色石蕊试纸	2g/L 葡萄糖
5g/L 葡萄糖	20g/L 葡萄糖	精密 pH 试纸
糖尿病患者尿样	浓氨水	

四、实验步骤

（一）全血【注 1】

1. 血液的颜色试验

（1）加 10mL 蒸馏水和 1 滴血液于试管中，充分振荡。

（2）取 3 滴上面制得的稀释血液于蒸发皿中，加 3 滴联苯胺试剂（联苯胺是致癌物，切勿接触皮肤），用玻璃棒充分搅拌，加 3 滴 30g/L H_2O_2 溶液，再用玻璃棒搅拌，观察其颜色。这是血液检验极灵敏的颜色试验，甚至干的血渍和尿中的痕量血都可以检验。

（3）洗净蒸发皿，用 3 滴蒸馏水代替 3 滴稀释血液，重复以上操作，对比实验现象。

2. 溶血作用和皱缩

（1）取三支试管，在第一支试管中加入 10mL 蒸馏水，在第二支试管中加入 10mL 9g/L NaCl 溶液，在第三支试管中加入 10mL 100g/L NaCl 溶液。

（2）在上述三支试管中各加入 3 滴血液，充分振荡，静置约 5min，观察并解释实验现象。

（二）血浆

1. 不含蛋白质的血浆滤液（血清）的制备

加 2mL 血浆于试管中，再加 2mL 3mol/L H_2SO_4、2mL 100g/L Na_2WO_4 溶液和 14mL 蒸馏水，振荡，静置 10min。过滤出蛋白质沉淀，观察滤液呈现何种颜色。将其留作检验 Cl^-、PO_4^{3-}。

2. 检验血清中的 Cl^-

取 1mL 除去蛋白质的血浆滤液（血清）于试管中，加入 4 滴 6mol/L HNO_3 溶液和 10 滴 0.1mol/L $AgNO_3$ 溶液，观察有无沉淀生成。

3. 检验血清中的 PO_4^{3-}

取 1mL 血清于干净的试管中，加入 4 滴 6mol/L HNO_3 溶液和 1mL $(NH_4)_2MoO_4$ 溶液，在煤气灯上小火加热，但不要煮沸，观察有无沉淀生成。

4. 血浆的缓冲作用

（1）用精密 pH 试纸测定血浆的 pH。

（2）加 1mL 血浆于试管中，再加 1 滴 0.1mol/L HCl，充分混匀，用精密 pH 试纸测定 pH。

（3）用精密 pH 试纸测定蒸馏水的 pH。

（4）加 1mL 蒸馏水于试管中，再加 1 滴 0.1mol/L HCl，充分混匀，用精密 pH 试纸测定 pH。观察蒸馏水与血浆有何不同，血浆有无缓冲作用。

（三）正常尿【注 2】

1. 尿液 pH 的测定

用精密 pH 试纸测定正常尿样的 pH，观察尿液呈碱性还是酸性。

2. SO_4^{2-} 的检验

取 3mL 尿样于试管中，逐滴加入 6mol/L HCl，直至石蕊试纸变红。在通风橱内加热至沸，冷却后逐滴加 0.1mol/L $BaCl_2$ 溶液，如果有沉淀生成，说明有

SO_4^{2-} 存在。记录实验结果。

3. Cl^- 的检验

取 3mL 尿样于试管中，滴加 6mol/L HNO_3 溶液，直至石蕊试纸变红。再逐滴加 0.1mol/L $AgNO_3$ 溶液，如果有白色沉淀生成，说明尿中有 Cl^- 存在。记录实验结果。

（四）病态尿

1. 尿中丙酮的检验

取正常尿与病态尿各 2mL，分别置于两支试管中，各加入 5% 亚硝酰铁氰化钠溶液 3 滴，振摇后，沿管壁慢慢加入浓氨水各 10 滴（不要摇动试管），观察现象。

2. 尿中血的检验

加 2 滴病态尿和 3 滴联苯胺试剂于瓷蒸发皿内，再加 2 滴 30g/L H_2O_2 溶液，用玻璃棒充分搅拌，注意观察有无沉淀或颜色出现。

3. 蛋白质的检验

加 3mL 病态尿于试管中，逐滴滴加冰醋酸，直至石蕊试纸变红，充分振荡，小心加热至沸。观察并记录有何现象发生。

用正常尿重复上述操作。

4. 苯丙酮酸试验

在滤纸上滴加几滴病态尿样，再滴加 2 滴 $FeCl_3$，观察和记录颜色的变化。

用正常尿重复上述实验。

5. 还原糖检验

取六支试管，分别向试管中各加入约 3mL 本尼迪特试剂。在第一支试管中加 6 滴正常尿；在第二支试管中加 6 滴 2g/L 葡萄糖溶液；在第三支试管中加 6 滴 5g/L 葡萄糖溶液；在第四支试管中加 6 滴 20g/L 葡萄糖溶液；在第五支试管中加 6 滴糖尿病患者的尿液；在第六支试管中不再加任何物质。将上述六支试管放在沸水浴中，加热 10min，观察并记录每支试管中的颜色及有无沉淀生成。估计糖尿病患者尿样中糖的含量。

【注 1】　本实验所用的血液都是动物血。

【注 2】　本实验所用的尿液都是人尿。

思考题

1. 临床上用什么方法可以检验患者尿中的血？

2. 如何检验糖尿病患者尿中的丙酮和葡萄糖？

（金玉杰）

第四节　定量分析实验

Experiment 1　Standardization of Approximately 0. 1mol/L Hydrochloric Acid Solution

I. Purposes

Master the principle and method of standardization of hydrochloric acid solution with anhydrous sodium carbonate as primary standard substance.

II. Principles

The commercial hydrochloric acid is a colorless and transparent aqueous solution of hydrogen chloride. It contains about 36% (g/g) to 38% of HCl with the density of $1. 18g/cm^3$. So, indirect method is adopted for the preparation of approximately 0. 1mol/L hydrochloric acid.

Anhydrous sodium carbonate is usually used as a primary standard substance for the standardization of hydrochloric acid, while methyl orange as indicator which becomes from yellow to orange in the aqueous solution at the end point of the titration.

The reaction of titration may be represented in the following equation:

$$Na_2CO_3 + 2HCl \longrightarrow 2NaCl + H_2CO_3$$

III. Apparatuses and Reagents

1. Apparatuses

| counter balances | volumetric flask | pipet |
| beaker | acid buret | conical flask |

2. Reagents

approximately 0. 1mol/L hydrochloric acid

methyl orange

anhydrous sodium carbonate

IV. Procedures

Weigh out accurately about 1. 2g of primary standard substance, anhydrous

sodium carbonate which has been previously dried until the weight is constant[1].
Dissolve it in 50mL distilled water in a 100mL beaker and transfer the solution into a 250mL volumetric flask. Wash the beaker with distilled water for three times and combine them with the solution in the volumetric flask. Add distilled water carefully until to the marker of the volumetric flask. Swirl the volumetric flask to make the solution even. Get 25.00mL Na_2CO_3 solution with a pipet and put it into a 250mL conical flask. Add 2 drops of methyl orange solution and titrate the solution from yellow to orange with the approximately 0.1mol/L hydrochloric acid in 50mL acid buret[2].

The amount-of-substance concentration of hydrochloric acid may be calculated from the formula:

$$c_{HCl} = \frac{2 \times W_{Na_2CO_3} \times \frac{1}{10}}{V_{HCl} \times M_{Na_2CO_3}}, \quad M_{Na_2CO_3} = 106.0 \text{g/mol}$$

Key notes

[1] As Na_2CO_3 absorbs water easily, we must finish weighing it quickly.

[2] When the titration is adjacent to the end point, we should vibrate the conical flask abruptly.

（钮因尧）

实验二　分光光度法测定 Fe^{3+} 的含量
Determination of Content of Fe^{3+} by Spectrophotometry

一、实验目的

1. 学会分光光度计的使用方法。
2. 通过绘制物质吸收曲线选择物质的最大吸收波长（$\lambda_{最大}$）。
3. 掌握分光光度法测定 Fe^{3+} 含量的方法。

二、实验原理

Fe^{3+} 在 pH 为 5 的缓冲溶液中与磺基水杨酸形成 1∶2 的橙色螯合物，其螯合反应如下：

$$Fe^{3+} + 2\ HO_3S-\text{（苯环）}-\overset{COOH}{\underset{OH}{}} \rightleftharpoons \left[Fe\left(\text{（结构式）}SO_3\right)_2\right]^{-} + 4H^+$$

溶液中的有色物质在光的照射下产生了对光的吸收效应，物质对光的吸收是具有选择性的，各种不同的物质都有其各自的吸收光谱，因此当某单色光通过溶液时，光能量就会被吸收而减弱，光能量的减弱程度和物质的浓度（c）、液层的厚度（b）有一定的比例关系，即符合朗伯-比尔定律。

$$\lg\frac{I_0}{I_t} = \varepsilon bc \ \text{或} \ A = \varepsilon bc$$

式中，I_0 为入射光的强度；I_t 为透过的光强度；A 为吸光度；ε 为比例常数（即吸光系数）。

当入射光、吸光系数、液层厚度不变时，吸光度与溶液浓度成正比。分光光度计就是根据这个原理设计的。本实验使用 UV-2000 分光光度计，选择适当浓度的溶液在不同波长处测定吸光度，以波长为横坐标，吸光度为纵坐标，绘制吸收曲线，最后选择出最佳波长 $\lambda_{最大}$。

选用波长为 $\lambda_{最大}$ 的单色光作为入射光，测定一系列不同浓度的 Fe^{3+} 标准溶液的吸光度，以吸光度（A）为纵坐标，浓度（c）为横坐标，绘制标准曲线。在同样条件下，测定未知溶液的吸光度，从标准曲线上查出未知溶液中 Fe^{3+} 的含量。

三、仪器和试剂

1. 仪器

| 滴管 | 容量瓶 | 移液管 | UV-2000 分光光度计 |
| 吸量管 | 洗耳球 | 量筒 | |

2. 试剂

Fe^{3+} 标准溶液（约 0.1mg/mL）　　　10％磺基水杨酸溶液
缓冲溶液（pH 5）

四、实验步骤

1. 磺基水杨酸铁配离子溶液吸收曲线的测定

（1）用 5mL 吸量管吸取 2.50mL Fe^{3+} 标准溶液于 50mL 容量瓶中，加入 5.00mL（用移液管吸取）10％磺基水杨酸，再用缓冲溶液（pH 5）稀释至刻度，摇匀。

（2）用移液管吸取 5.00mL 10%磺基水杨酸于另一个 50mL 容量瓶中，再用 pH 5 缓冲溶液稀释至刻度，摇匀，作为空白溶液作对照。

（3）接通电源，预热仪器 20min 后，按表 3.7 所列波长 λ（nm）分别测定磺基水杨酸铁配离子溶液的吸光度（在每次测定前都需用空白溶液作对照来校正仪器）。以 A 为纵坐标，λ 为横坐标作图，求得 $\lambda_{最大}$。

表 3.7　磺基水杨酸铁配离子溶液吸光度的测定

λ/nm	430	440	450	458	460	462	464	466
A								
λ/nm	468	470	472	474	476	486	500	
A								

2. Fe^{3+} 含量的测定

1）标准系列溶液和待测溶液的配制

取 50mL 容量瓶六只按表 3.8 配制标准系列溶液和未知溶液。

表 3.8　Fe^{3+} 标准系列溶液和待测溶液的配制

试　剂 ＼ 编　号	空白	1 号	2 号	3 号	4 号	未知
Fe^{3+} 标准溶液/mL	0.00	1.00	1.50	2.00	2.50	1.00
10%磺基水杨酸/mL	5.00	5.00	5.00	5.00	5.00	5.00
缓冲溶液（pH 5）	稀释至刻度					
50mL 溶液中 Fe^{3+} 质量/mg						

2）标准溶液吸光度的测定

把波长调至 $\lambda_{最大}$，根据表 3.8 测定不同浓度 Fe^{3+} 标准溶液的吸光度。

3）标准曲线的绘制

将测得的标准溶液的吸光度（A）作为纵坐标，各标准溶液的浓度（c）作为横坐标作图，得标准曲线。

4）待测溶液中 Fe^{3+} 含量的确定

在分光光度计上测出待测溶液的吸光度，从标准曲线上查出该溶液的浓度。计算未知溶液中 Fe^{3+} 的含量。

UV-2000 分光光度计（图 3.11）操作步骤

（1）接通 UV-2000 分光光度计（图 3.13）电源，仪器预热 20min。

（2）将参比溶液和被测溶液分别倒入比色皿【注】中，打开样品室盖，将空白溶液和被测溶液分别插入比色皿槽中，盖上样品室盖。

（3）用波长选择旋钮设置分析波长。

（4）按 MODE 键选择"T"模式。

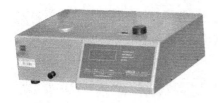

图 3.13　UV-2000 分光光度计

（5）将参比溶液移进光路，按 100％T 键调节至 100％，若显示屏上显示 "100.0"，表示已调节好。

（6）按 MODE 键选择 "A" 模式，将待测溶液移进光路，显示屏上即显示被测样品的吸光度值。

【注】　手不能接触比色皿的透光部分，如果透光部分表面有污渍、溶液痕迹，需用擦镜纸擦拭干净。

思考题

1. 为什么在每次测定前都需用空白溶液作对照来校正仪器？
2. 为什么要选最大吸收波长作为测定波长？
3. 如果入射光不是单色光，会对测定有何影响？

（谢一凡）

实验三　水中钙、镁离子及水总硬度的测定

Determination of Content of Ca^{2+}, Mg^{2+} and the Total Hardness for Water Sample

一、实验目的

1. 了解配位滴定法测定水总硬度的原理。
2. 掌握水总硬度的测定方法。
3. 学习 Ca^{2+}、Mg^{2+} 共存时分别测定 Ca^{2+}、Mg^{2+} 含量的方法。

二、实验原理

水中 Ca^{2+}、Mg^{2+} 含量是计算水硬度的主要指标，测定水的总硬度，就是测定水样中 Ca^{2+}、Mg^{2+} 含量。一般先用盐酸使水样酸化并加热，使水样中 HCO_3^- 分解，防止加入碱时生成碳酸盐沉淀而使 Ca^{2+} 的测定结果偏低（$Ca^{2+} + HCO_3^- + OH^- \longrightarrow CaCO_3 \downarrow + H_2O$）。然后调节 pH 至 10 左右，以铬黑 T（EBT）为指示剂，用 EDTA 标准溶液直接滴定水中 Ca^{2+}、Mg^{2+} 总量，计算水的硬度（1 度相当于 1L

水中含 CaO 10mg）。

滴定前：

$$Mg^{2+}+EBT \Longrightarrow Mg\text{-}EBT$$

（纯蓝）　　　（酒红）

滴定过程中：

$$Ca^{2+}(Mg^{2+})+H_2Y^{2-}+2OH^- \Longrightarrow CaY^{2-}(MgY^{2-})+2H_2O$$

终点时：

$$Mg\text{-}EBT+H_2Y^{2-} \Longrightarrow MgY^{2-}+EBT$$

（酒红）　　　　　　　（纯蓝）

滴定时水中微量杂质 Al^{3+}、Fe^{3+} 的干扰可加三乙醇胺掩蔽，Cu^{2+}、Pb^{2+}、Zn^{2+} 等重金属离子可加 Na_2S 和 KCN 掩蔽。

Ca^{2+}、Mg^{2+} 共存时分别测定 Ca^{2+}、Mg^{2+} 含量，是将水样用 NaOH 溶液调节至 pH 为 12~14，此时 Mg^{2+} 完全沉淀，但 Ca^{2+} 不沉淀，加钙指示剂（NN）指示终点。

滴定前：

$$Ca^{2+}+NN \Longrightarrow Ca\text{-}NN$$

（纯蓝）　　（酒红）

滴定过程中：

$$Ca^{2+}+H_2Y^{2-}+2OH^- \Longrightarrow CaY^{2-}+2H_2O$$

终点时：

$$Ca\text{-}NN+H_2Y^{2-} \Longrightarrow CaY^{2-}+NN$$

（酒红）　　　　　　　（纯蓝）

用 EDTA 标准溶液的浓度和用量计算 Ca^{2+} 含量。从测定 Ca^{2+}、Mg^{2+} 总量中减去 Ca^{2+} 含量，计算得到 Mg^{2+} 含量。

三、仪器和试剂

1. 仪器

| 移液管 | 酸式滴定管 | 锥形瓶 | 量筒 |

2. 试剂

10% NaOH	刚果红试纸	EDTA 标准溶液（约 0.01mol/L）
HCl（1：1，体积比）	三乙醇胺溶液	铬黑 T 指示剂
钙指示剂	Na_2S 溶液	$NH_3\text{-}NH_4Cl$ 缓冲溶液

四、实验步骤

1. 水总硬度（Ca^{2+}、Mg^{2+} 总量）的测定

用移液管移取三份 50.00mL 水样于三个锥形瓶中，各加 HCl（1∶1，体积比）数滴酸化（用刚果红试纸检验，由红变蓝），微沸数分钟，冷却后加三乙醇胺溶液 5mL、NH_3-NH_4Cl 缓冲溶液（pH 约为 10）10mL 及 Na_2S 溶液 1mL，再加铬黑 T 指示剂少许，用 EDTA 标准溶液滴定，溶液由酒红色变为纯蓝色即为终点。记录用去 EDTA 标准溶液的体积 V_1，总硬度（度）的计算公式为

$$总硬度 = \frac{c_{EDTA}V_1M_{CaO}}{10V_{H_2O}} \times 1000$$

式中，M_{CaO} 为 56.08g/mol。

2. 水中 Ca^{2+}、Mg^{2+} 含量的分别测定

另取三份 50.00mL 水样于三个锥形瓶中，各加 HCl（1∶1，体积比）数滴酸化（用刚果红试纸检验，由红变蓝），微沸数分钟，冷却后加三乙醇胺溶液 5mL 和 10mL 10% 的 NaOH 溶液，使溶液 pH 达到 12～14，再加约 30mg 钙指示剂，用 EDTA 标准溶液滴定至溶液由酒红色变为纯蓝色，即为滴定终点，记录用去 EDTA 标准溶液的体积 V_2，每升水样中含 Ca^{2+} 的质量（mg）按式（3.9）计算。

$$c_{Ca^{2+}} = \frac{c_{EDTA}V_2M_{Ca}}{V_{H_2O}} \times 1000 \tag{3.9}$$

从 Ca^{2+}、Mg^{2+} 总量测定所用去的 EDTA 体积 V_1 中减去测定 Ca^{2+} 时所用去的 EDTA 体积 V_2，即为镁离子实际用去的 EDTA 体积，从而可以求出每升水样中 Mg^{2+} 的质量。

$$c_{Mg^{2+}} = \frac{c_{EDTA}(V_1-V_2)M_{Mg}}{V_{H_2O}} \times 1000$$

思考题

1. 作为金属指示剂应具有哪些性质？
2. 硬度测定时加三乙醇胺溶液的目的是什么？
3. 水样滴定前为什么要先酸化？

（陈聪颖）

实验四　　盐酸苯海拉明含量的测定

Determination of Content of Diphenhydramine Hydrochloride

一、实验目的

1. 熟悉非水酸碱滴定法的原理及应用。
2. 掌握盐酸苯海拉明含量的测定方法。

二、实验原理

苯海拉明的氢卤酸盐（B•HX）酸性较强，不能用高氯酸标准溶液直接滴定。加入过量的乙酸汞，使其与氢卤酸生成难电离的卤化汞，苯海拉明则成为乙酸盐而可以用高氯酸标准溶液滴定。其滴定反应为

$$2B•HX + Hg(Ac)_2 \longrightarrow 2B•HAc + HgX_2 \downarrow$$
$$B•HAc + HClO_4 \longrightarrow B•HClO_4 + HAc$$

反应中 B•HX 的结构式为

$$\left[\bigotimes\text{—CH—O—CH}_2\text{CH}_2\text{N(CH}_3)_2 \right] • HCl$$

三、仪器和试剂

1. 仪器

| 电子天平 | 酸式滴定管 | 锥形瓶 |

2. 试剂

| 结晶紫指示剂 | 乙酸汞试液 | 冰醋酸 |
| 盐酸苯海拉明 | 乙酸酐 | $HClO_4$ 标准溶液（约 0.1mol/L） |

四、实验步骤

称取盐酸苯海拉明 0.2g（精确至 0.1mg），加入冰醋酸 20mL 和乙酸酐 4mL 溶解后，再加乙酸汞试液 4mL【注 1】与结晶紫指示剂 1 滴，用 $HClO_4$ 标准溶

液滴定至溶液显蓝绿色【注 2】，滴定结果与空白试验比较。按式（3.10）计算盐酸苯海拉明的含量。

$$w_{C_{17}H_{21}NO \cdot HCl} = \frac{c_{HClO_4}(V_{HClO_4} - V_{HClO_4 空白})M_{C_{17}H_{21}NO \cdot HCl}}{W_{C_{17}H_{21}NO \cdot HCl}} \qquad (3.10)$$

式中，$M_{C_{17}H_{21}NO \cdot HCl}$ 为 291.8g/mol。

【注 1】 为排除 HX 对滴定的干扰，乙酸汞应过量。

【注 2】 因为被滴定的药物碱性较弱，故结晶紫的终点指示颜色为蓝绿色，必要时可用电位法对照。

思考题

1. 非水酸碱滴定与一般的酸碱滴定有何区别？
2. 为什么盐酸苯海拉明不能用 HClO₄ 标准溶液直接滴定？
3. 实验中加入过量的乙酸汞的目的是什么？
4. 若用滴定度计算，计算公式应如何表达？已知每毫升 HClO₄ 标准溶液相当于 29.18mg 的 C₁₇H₂₁NO · HCl。

（陈聪颖）

第五节　化合物的制备实验

Experiment 1　Preparation of Absolute Ethanol

I. Purposes

1. Master the method of preparing absolute ethanol.
2. Learn the use of reflux, distillation apparatus.

II. Principles

The absolute ethanol which is boiling point of 78.5℃ is frequently required in preparative organic chemistry. The absolute ethanol could not be obtained by distilling common ethanol directly, due to the formation of constant boiling mixture by 95.5% ethanol and 4.5% water with boiling point of 78.2℃. Usually the common ethanol is refluxed after calcium oxide being added to absorb water and then distilled to remove the approximately 5% water. The purity of 99. 5%~99. 95% ethanol could be derived in this way. If we go a further step to dispose the ethanol with metal sodium or magnesium, we could obtain 99. 99% ethanol.

III. Apparatuses and Reagents

1. Apparatuses

round bottom flask	beaker	thermometer
rubber tube	measuring cylinder	counter balances
distillation apparatus	alcoholometer	drying tube
reflux apparatus		

2. Reagents

lump lime   recovered alcohol (90% ~ 95% ethanol)   calcium chloride

IV. Procedures

Put recovered alcohol into a 250mL measuring cylinder, and measure its density with alcoholometer carefully. Get the percentage content of the alcohol according to appendix 9. Weigh out about 35g lump lime and put it into a 250mL round bottom flask. Add in 125mL recovered alcohol. Set up reflux apparatus[1] and introduce the cooling water into the spherical condensing tube. Heat the round bottom flask in water bath for 1~2h. Then, remove the water bath and the temperature of the liquid in the round bottom flask decreases. Set up the distillation apparatus instead[2]. Heat the round bottom flask in water bath until no liquid evaporated out. Record the temperature. Measure the density of obtained alcohol with alcoholometer and get the percentage content of the alcohol according to appendix 9. Compare it to the percentage content of the recovered alcohol.

Key notes

[1] A drying tube with calcium chloride should be attached to the spherical condensing tube of the reflux apparatus.

[2] A drying tube with calcium chloride should be attached to the liquid re-

ceiver of the distillation apparatus.

（钮因尧）

Experiment 2　Preparation of Butyl Acetate

I. Purposes

    1. Master the principle and method of preparing butyl acetate.

    2. Learn the use of reflux, distillation apparatus and the separatory funnel.

II. Principles

Esters can be prepared by the reaction of a carboxylic acid with an alcohol in the presence of a catalyst such as concentrated sulfuric acid. The esterification reaction of acetic acid with 1-butanol to form butyl acetate is a reversible reaction and expressed as follows:

$$CH_3-\overset{\displaystyle O}{\overset{\|}{C}}-OH \ + \ HO-CH_2CH_2CH_2CH_3 \ \underset{\longleftarrow}{\overset{H^+}{\longrightarrow}}$$

$$CH_3-\overset{\displaystyle O}{\overset{\|}{C}}-O-CH_2CH_2CH_2CH_3 \ +H_2O$$

This esterification reaction reaches equilibrium after a few hours of refluxing. The position of the equilibrium can be shifted by adding more of the acid or alcohol, depending on cost or availability. The yield of the ester could also be increased by distilling out the forming ester or water promptly.

III. Apparatuses and Reagents

    1. Apparatus

round bottom flask	beaker	ordinary funnel
thermometer	conical flask	reagent bottle
separatory funnel	rubber tube	spherical condensing tube
distillation apparatus	glass rod	filter paper
reflux apparatus		

2. Reagents

1-butanol	acetic acid
saturated solution of sodium carbonate	concentrated sulfuric acid
zeolite	anhydrous sodium sulfate

IV. Procedures

22.5mL (18.4g) 1-butanol and 15.5mL (16.3g) acetic acid are put into a 150mL round bottom flask. Four drops of concentrated sulfuric acid and several small pieces of zeolite are added[1]. Swirl and mix them fully. Install the spherical condensing tube according to figure 2.27 in the Basic Operation. Then, introduce the cooling water into the condenser. Heat the mixture slowly to boiling on the asbestos pad, and keep it boiling for 30min. Stop heating. After the reaction mixture is cooled to room temperature, pour it into a beaker with 30mL cool water. Stir the mixture with a glass rod for 1~2min, and transfer it into the separatory funnel. Two levels of liquid appear. The lower level of water is removed, and the upper level of crude ester is washed with 15mL water, saturated solution of sodium carbonate, water orderly. Put the washed crude product into a 150mL dry conical flask with 3 or 4 teaspoons of anhydrous sodium sulfate for drying[2]. After the liquid is clear, the ester is filtered into a 100mL round bottom flask. The straight condensing tube and liquid receiver are installed according to figure 2.29 in the Basic Operation. Distill the liquid with small fire-heating and collect the fraction between 124℃ and 126℃. Weight it and calculate the yield.

The pure butyl acetate which has density of 0.8825g/cm³ at 20℃ and n_D^{20} of 1.3947 is a colorless, transparent liquid with boiling point of 125℃.

Key notes

[1] The concentrated sulfuric acid is a catalyst and its amount is less in this reaction.

[2] Anhydrous sodium sulfate is a commonly-used neutral drier. It could be used to dry some compounds for which calcium chloride is not suitable.

（钮因尧）

实验三　　正丁醚的制备

Preparation of n-Butyl Ether

一、实验目的

1. 掌握正丁醚的制备原理和方法。
2. 学会使用水分离器。
3. 复习蒸馏等基本操作。

二、实验原理

醇分子间脱水生成醚，这种制备醚的方法只适合于制备两烃基相同的醚（单醚）。醇也可以分子内脱水生成烯烃，即发生消除反应。醇的成醚反应和消除反应都是在酸的存在下进行的，两者并存且相互竞争，在较低温度下有利于成醚反应，而在高温条件下有利于消除反应。所以制备醚时需要控制好反应温度。

制备正丁醚的反应为

$$2CH_3CH_2CH_2CH_2OH \xrightarrow[135℃]{浓 H_2SO_4} CH_3CH_2CH_2CH_2OCH_2CH_2CH_2CH_3 + H_2O$$

其副反应为

$$2CH_3CH_2CH_2CH_2OH \xrightarrow[\triangle]{浓 H_2SO_4} CH_3CH_2CH=CH_2 + H_2O$$

三、仪器和试剂

1. 仪器

三颈瓶	水分离器	球形冷凝管	温度计
分液漏斗	干燥锥形瓶	烧杯	量筒
蒸馏装置			

2. 试剂

| 正丁醇 | 浓硫酸 | 10% NaOH | 饱和 $CaCl_2$ 溶液 |
| 无水 $CaCl_2$ | 沸石 | | |

四、实验步骤

在三颈瓶中，加入 37mL 正丁醇及 6mL 浓硫酸，摇动使之混合均匀，并加入几粒沸石，按图 3.14 搭建装置，三颈瓶的一侧口插上温度计，另一侧口用磨口塞塞住，中间口装置水分离器，水分离器的上端接一支回流冷凝管。

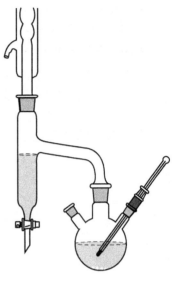

先在水分离器中放置（$V-4$）mL 水【注 1】，然后将烧瓶在石棉网上用小火加热，使瓶内液体微沸，开始回流。回流液经冷凝管收集于水分离器中，水沉在下层，有机相在上层。当液面至侧管口时有机层可经侧管流回烧瓶中。继续加热，当烧瓶内温度升至 134 ～ 135℃【注 2】（约回流 1h），水分离器已全部被水充满时停止加热【注 3】。

冷却后将烧瓶中的液体转移到已盛有 60mL 水的分液漏斗中，充分振摇，经静置后分去下层液体。上层液体为粗产物，依次用 30mL 水、

图 3.14 正丁醚制备的装置图

20mL 10% NaOH【注 4】、20mL 水和 20mL 饱和 CaCl₂ 溶液洗涤【注 5】，然后在干燥的锥形瓶中用 2g 无水 $CaCl_2$ 干燥。干燥后产物小心滤入 60mL 圆底烧瓶中，蒸馏收集 140 ～ 144℃馏分。称量，计算产率。

纯正丁醚的沸点为 142℃。

【注 1】 V 为水分离器的体积，根据理论计算出脱水的体积为 3.6mL，故在回流前先将水分离器注满水，然后再放出等于或略大于理论出水量的水，约 4mL。

【注 2】 制备正丁醚的温度一般为 130～ 140℃，但这一温度在开始回流时是很难达到的，因为正丁醇、水、正丁醚之间可以形成多种共沸物（表 3.9）。故反应混合物在 100 ～ 115℃反应约 30min 后，反应温度才升至 130℃以上。

表 3.9 正丁醚制备时的共沸物及其沸点

共沸物	水 33.4%/正丁醚 66.6%	水 29.9%/正丁醇 34.6%/正丁醚 35.5%	水 44.5%/正丁醇 55.5%
沸点/℃	94.1	90.6	93.0

【注3】 判断反应是否进行完全，必须量出实际反应产生水的量（出水量）。因此，待水分离器被反应产生的水充满时，说明反应已进行完全。

【注4】 在碱洗过程中，不要太剧烈地振摇分液漏斗，否则会因生成乳浊液难以分层而影响分离。

【注5】 上层粗产物还可用下列方法洗涤纯化：先用 25mL 冷的 50% H_2SO_4 洗两次，再用 25mL 水洗两次。因 50% 的 H_2SO_4 可洗去粗产物中的正丁醇，但由于正丁醚在其中也能微溶，所以产率会略有降低。

思考题

1. 如果本次实验正丁醇的用量为 80g，反应中应生成多少体积的水？

2. 如何判断反应进行完全？

3. 反应混合物经冷却后，为什么要倒入 60mL 水中？各步洗涤的目的是什么？

4. 能否用本实验的方法由乙醇和 2-丁醇制备乙基仲丁基醚？你认为可用什么方法制备？

（杨宇辉）

实验四　乙酰苯胺的制备
Preparation of Acetanilide

一、实验目的

1. 掌握乙酰苯胺的制备原理和方法。
2. 学会使用分馏柱。
3. 复习重结晶的操作。

二、实验原理

乙酰苯胺为无色晶体，有退热止痛作用，是较早使用的解热镇痛药，有退热冰之称。

乙酰苯胺可通过苯胺和酰基化试剂反应制得，常用的酰基化试剂有冰醋酸、乙酸酐、乙酰氯等，反应活性为：乙酰氯＞乙酸酐＞冰醋酸。本实验采用冰醋酸作为酰基化试剂制备乙酰苯胺，反应方程式如下：

$$\text{C}_6\text{H}_5\text{NH}_2 + \text{CH}_3\text{COOH} \longrightarrow \text{C}_6\text{H}_5\text{NHCOCH}_3 + \text{H}_2\text{O}$$

三、仪器和试剂

1. 仪器

圆底烧瓶	分馏柱	温度计	接受管
锥形瓶	布氏漏斗	吸滤瓶	滤纸
烧杯			

2. 试剂

苯胺	冰醋酸	锌粉	活性炭

四、实验步骤

在圆底烧瓶中依次加入 5mL 苯胺【注 1】、8.5mL 冰醋酸【注 2】、0.2g 锌粉【注 3】，按图 3.15 搭建简易分馏装置【注 4】，在石棉网上用小火加热至反应物沸腾，控制火焰大小，保持温度在 105℃ 左右【注 5】，经过 40 ~ 60min【注 6】，反应所生成的水（含少量乙酸）可基本蒸出。当温度计读数开始下降时（有时反应容器中会出现白雾），停止加热。

在搅拌下将反应液趁热以细流倒入盛有 100mL 冷水的烧杯中，粗乙酰苯胺成细粒状析出。冷却后抽滤，用 5 ~ 10mL 冷水洗涤，除去残留的酸液。粗乙酰苯胺为白色或淡黄色的固体。产品干燥，称量。

采用重结晶的方法提纯乙酰苯胺。

纯乙酰苯胺为无色片状晶体，熔点为 114.3℃。

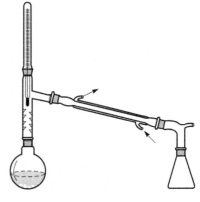

图 3.15 合成乙酰苯胺的装置图

【注 1】 最好用新蒸苯胺，因为久置的苯胺被氧化而颜色变深。

【注 2】 高浓度乙酸在气温较低时易凝结成冰状固体（熔点为 16.6 ℃）。取用时可用温水浴温热（微开瓶塞），使其熔化。

【注 3】 锌粉的作用主要是防止苯胺在反应过程中氧化。但不宜加得过多，以免在反应或后处理中出现不溶于水的氢氧化锌。

【注 4】 由于冰醋酸与水互溶且沸点相差不太大，用分馏柱去水能尽量减少乙酸蒸出。

【注5】　控制在该温度的目的是为了尽量蒸去水而保留乙酸，温度波动范围最好在±2℃以内。

【注6】　回流时间最短不得少于40min。否则反应不完全。

思考题

1. 本实验为什么不用水分离器去水而用分馏柱？
2. 除了冰醋酸，还可用哪些试剂作乙酰化试剂？
3. 反应终点时为什么有时可能出现白雾？

（杨宇辉）

实验五　苯甲醇和苯甲酸的制备
Preparation of Benzyl Alcohol and Benzoic Acid

一、实验目的

1. 掌握由苯甲醛制备苯甲醇和苯甲酸的原理及方法，加深对康尼查罗（Cannizzaro）反应的认识。
2. 复习萃取、蒸馏等基本操作。

二、实验原理

Cannizzaro反应是指无 α-氢的醛在浓的强碱溶液作用下进行的自身氧化还原反应，一分子醛被还原为醇，另一分子被氧化为酸。

本实验采用苯甲醛为原料，在浓氢氧化钠溶液【注1】的作用下，生成溶于乙醚的苯甲醇和等分子的苯甲酸。苯甲酸是以钠盐的形式存在而溶于水的，从而可以用萃取的方法将两个产物分离提纯。苯甲酸钠水溶液经酸化后得到较纯的苯甲酸。反应方程式为

三、仪器和试剂

1. 仪器

锥形瓶	分液漏斗	冷凝管	圆底烧瓶
布氏漏斗	吸滤瓶	烧杯	量筒
蒸馏装置			

2. 试剂

苯甲醛	NaOH	浓盐酸	乙醚
饱和 $NaHSO_3$	10% Na_2CO_3	无水 $MgSO_4$	

四、实验步骤

在 250mL 锥形瓶中，加入 17.5g NaOH 和 17.5mL 水【注 2】，搅拌使 NaOH 完全溶解，冷却至室温。在振摇下，分批加入 20.5mL 新蒸苯甲醛【注 3】，每次约加 3mL，每加一次后，都应盖紧瓶塞，用力振摇，使反应物充分混合【注 4】。若温度过高，可将锥形瓶放入冷水浴中冷却片刻【注 5】。最后反应物变成白色细粒的糊状物，盖紧瓶塞，放置过夜。

1. 苯甲醇的制备

反应物中加入 60～70mL 水，盖紧瓶塞振摇或微热片刻使之完全溶解。冷却后倒入分液漏斗中，用 48mL 乙醚分三次提取苯甲醇（提取过的水层也要保存好，供下面制备苯甲酸时使用）。合并上层的乙醚提取液，并分别用 8mL 饱和 $NaHSO_3$、16mL 10% Na_2CO_3 和 16mL 水洗涤。分出上层的乙醚提取液，用无水 $MgSO_4$ 干燥。

将干燥的乙醚溶液滤入 100mL 圆底烧瓶中，加入 2～3 粒沸石，用热水浴进行常压蒸馏【注 6】，蒸出大部分乙醚（倒入指定的回收瓶中），再用沸水浴蒸出残余乙醚，最后改用空气冷凝管【注 7】，在石棉网上加热蒸馏，收集 204～206℃的馏分。

纯苯甲醇为无色液体，沸点为 205℃，n_D^{20} 为 1.5396。

2. 苯甲酸的制备

在不断搅拌下，将步骤 1 中保存的水层以细流慢慢倒入 65mL 冷水、65mL 浓盐酸和 40g 碎冰的混合物中，苯甲酸白色固体立即析出，减压抽滤，用少量冷水洗涤固体，压干滤饼。粗产品苯甲酸可用水进行重结晶【注 8】。

纯苯甲酸为无色针状晶体，熔点为 122℃。

【注1】　Cannizzaro 反应中，通常使用 50% 的浓碱，而且碱的物质的量要比醛多一倍以上，否则反应不完全。

【注2】　配制好的溶液是浓碱，操作中切不可沾到皮肤上。万一沾上，则及时用大量冷水冲洗。

【注3】　苯甲醛最好是新蒸的，因为苯甲醛放置时间长易氧化成苯甲酸。

【注4】　反应物是否充分混合，对产率的影响很大，是反应成功的关键。如混合充分，放置 24h 后混合物通常在瓶内固化，苯甲醛的气味消失。

【注5】　此反应是放热反应，反应温度过高会生成过量的苯甲酸，所以必须适时冷却。

【注6】　蒸馏乙醚时严禁使用明火，实验室内也不准有他人使用明火。

【注7】　若无空气冷凝管，可在温度上升到接近 140℃ 时，立即关闭冷凝水并将冷凝管中的水放空来代替。

【注8】　苯甲酸重结晶除用水外，还可用冰醋酸。

思考题

1. 本实验制备的苯甲醇和苯甲酸是根据什么原理分离提纯的？

2. 为什么苯甲醛要使用新蒸的？久置的苯甲醛有何杂质？对反应有何影响？

3. 乙醚提取液为何要用饱和 $NaHSO_3$ 洗涤？提取过的水溶液为什么不用饱和 $NaHSO_3$ 处理？

4. 乙醚萃取后的水溶液，是否要酸化至中性？为什么？不用试纸检验如何知道酸化已完成？

（金玉杰）

第六节　提取和分离

实验一　茶叶中咖啡因的提取和鉴定

Extraction and Identification of Caffeine from Tea

一、实验目的

1. 了解从天然产物中提取化合物的一般原理和方法。

2. 掌握索氏（Soxhlet）提取器的使用方法。

3. 掌握升华的原理及方法。

二、实验原理

茶叶中含有多种生物碱，其中以咖啡碱（又名咖啡因）为主，占 $1\%\sim5\%$，另外还含有丹宁（又名鞣酸）、没食子酸、色素、纤维素、蛋白质等。咖啡因是弱碱性杂环化合物，是嘌呤的衍生物，化学名称是 1,3,7-三甲基-2,6-二氧嘌呤，其结构式为

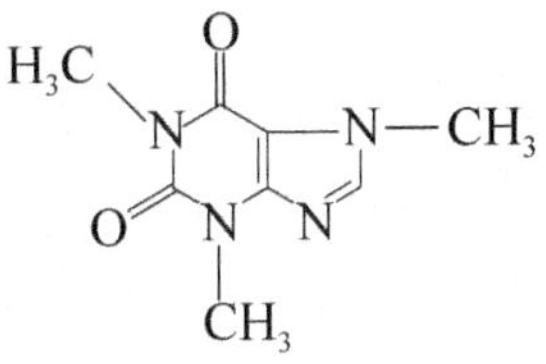

咖啡因

咖啡因具有刺激心脏、兴奋大脑神经和利尿等作用，可作为中枢神经兴奋药。同时它也是复方阿司匹林（APC）的有效成分之一。工业上，咖啡因主要通过人工合成制得。含结晶水的咖啡因为白色针状结晶，能溶于氯仿、水、乙醇、苯等。在 $100℃$ 时失去结晶水并开始升华，至 $178℃$ 升华很快。纯无水咖啡因的熔点为 $238℃$。

为了提取茶叶中的咖啡因，可选择适当的溶剂（乙醇、氯仿、苯等）在索氏提取器中提取，然后蒸去溶剂，即得粗咖啡因。粗咖啡因还含有其他一些生物碱和杂质，利用升华可进一步提纯。

咖啡因可以通过测定熔点及光谱法加以鉴别。此外，还可以通过制备咖啡因水杨酸盐衍生物进一步得到确证。咖啡因作为碱，可与水杨酸作用生成水杨酸盐，此盐的熔点为 $137℃$。

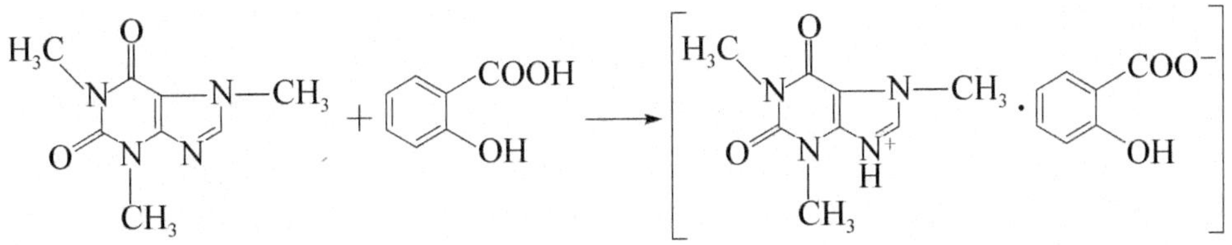

咖啡因　　　　　　　水杨酸　　　　　　　　　咖啡因水杨酸盐

三、仪器和试剂

1. 仪器

索氏提取器　　　　圆底烧瓶　　　　　表面皿　　　　　量筒

| 滤纸 | 球形冷凝管 | 玻璃棒 | 蒸发皿 |
| 烧杯 | 漏斗 | 蒸馏装置 | 托盘天平 |

2. 试剂

| 茶叶末 | 95％乙醇 | 生石灰粉 | 10％ HCl |
| 5％丹宁溶液 | 碘化铋钾溶液 | 30％ H_2O_2 | 浓氨水 |

四、实验步骤

1. 咖啡因的提取

1）索氏提取器提取

将 70mL 95％乙醇【注 1】及 1～2 粒沸石加入圆底烧瓶中，称取 10g（精确至 0.1g）茶叶末，放入索氏提取器的滤纸套筒中【注 2】，按图 2.28 安装好装置，用水浴加热，连续提取 2～2.5h。待溶液刚刚虹吸流回烧瓶时，立即停止加热。稍冷后，改成蒸馏装置，在水浴上进行蒸馏，蒸出大部分乙醇并倒入指定的回收瓶中。

2）回流装置提取【注 3】

称取茶叶末 10g（精确至 0.1g），放入 250mL 的圆底烧瓶中，加入 100mL 95％乙醇，按图 2.27 安装好装置，用水浴加热回流 1h（浴温约 85～90℃）。将混合物冷却后抽滤，滤液转入 100mL 圆底烧瓶中，安装好蒸馏装置，在水浴上蒸馏，蒸出大部分乙醇（倒入指定的回收瓶中）。

2. 咖啡因的升华

残液（约 15mL）倒入蒸发皿中（若残液为半固体，用乙醇稀释），加入 3～4g 研细的生石灰粉【注 4】，在水浴上将乙醇基本蒸干【注 5】，再在石棉网上用小火小心地将固体焙炒至干（切不可冒烟）【注 6】，务必使水分完全除去【注 7】。

稍冷后，在蒸发皿上覆盖一张刺有许多小孔的滤纸，然后用一个直径略小于蒸发皿的漏斗倒盖在上面，漏斗颈用棉花塞住以防止蒸气逸出（图 2.36）。将蒸发皿放在石棉网上小火加热升华【注 8】。滤纸上出现白色针状物即为升华得到的产物。当发现有棕色烟雾时，停止加热，自然冷却，小心取下漏斗，揭开滤纸，将附在滤纸和漏斗壁上的咖啡因刮下。残渣经搅拌后用较大火再加热片刻，使升华完全。合并产品后称量、测定熔点。计算咖啡因的提取率。

$$咖啡因的提取率 = \frac{咖啡因的质量}{茶叶的质量} \times 100\%$$

3. 咖啡因的鉴定

1）与生物碱试剂反应

取少量咖啡因晶体于小试管中，加 1mL 水，微热，使固体溶解。分装于两支试管中，一支加入 1～2 滴 5% 丹宁溶液，记录现象【注 9】。另一支加 1～2 滴 10% HCl（或 10% H₂SO₄），再加入 1～2 滴碘化铋钾溶液，记录现象 【注 10】。

2）氧化

取少量咖啡因于表面皿中，加入 30% H₂O₂ 8～10 滴，置于水浴上蒸干，记录残渣的颜色。再加 1 滴浓氨水于残渣上，观察并记录颜色变化【注 11】。

【注 1】 也可用水作提取的溶剂，但产率较低。

【注 2】 滤纸套大小既要紧贴器壁，又要能方便取放，其高度不得超过虹吸管；用滤纸包茶叶末时要严谨，防止漏出堵塞虹吸管；纸套上面折成凹形，以保证回流液均匀浸润被提取物。

【注 3】 若无索氏提取器，用此法也可提取，但提取率较低。

【注 4】 生石灰起中和作用，以除去丹宁等酸性物质。

【注 5】 此时应防止着火！尤其是临近蒸干时，固体易溅出。边蒸边搅拌，并不断刮下黏附于蒸发皿上的固体。

【注 6】 也可以在 150℃砂浴下焙炒至干沙子状。

【注 7】 如留有少量水分，下一步升华开始时在漏斗内会出现水珠，影响升华操作。若遇此情况，则擦干水珠，继续焙炒片刻后再升华。

【注 8】 在回流充分的情况下，升华操作是实验成败的关键。在升华过程中始终都需严格控制加热温度。温度较低，升华速度慢，但晶体纯度和产量都较高；温度太高会使被烘物冒烟碳化或者茶叶中的其他有色物质也升华，导致产品不纯，收率降低。

【注 9】 咖啡因属于嘌呤衍生物，可与生物碱试剂丹宁反应生成白色沉淀。

【注 10】 咖啡因属于生物碱，可与生物碱试剂碘化铋钾反应生成砖红色沉淀。

【注 11】 咖啡因可被过氧化氢、氯酸钾等氧化剂氧化，生成四甲基偶嘌呤（将其用水浴蒸干，呈玫瑰色），后者与氨作用即生成紫色的紫脲铵。该反应是嘌呤类生物碱的特性反应。

思考题

1. 索氏提取器的原理是什么？与直接用溶剂回流提取比较有何优点？

2. 用升华法提纯固体有什么优点和局限性？为什么可以用升华法提纯咖啡因？

3. 升华时应注意哪些操作过程？

4. 升华前加入生石灰起什么作用？

5. 为什么升华前要将水分除尽？

6. 为什么在升华操作中，加热温度一定要控制在被升华物熔点以下？

7. 除了升华还可以用何种方法提纯咖啡因？

（杨宇辉）

实验二　槐花米中芦丁的提取及鉴定

Extraction and Identification of Rutin from Sophora Japonica

一、实验目的

1. 掌握碱酸法提取黄酮类化合物的原理及方法。
2. 了解黄酮类化合物的鉴别反应。
3. 了解苷类结构研究的一般程序和方法。

二、实验原理

芦丁（rutin）又称芸香苷（rutoside），有调节毛细管壁渗透性的作用，临床上用于防治脑出血、高血压、视网膜出血和急性出血性肾炎等疾病。

芦丁存在于槐花米和荞麦叶中，槐花米是槐系豆科槐属植物的花蕾。槐花米中芦丁含量高达 $12\%\sim16\%$，荞麦叶中含 8%。芦丁是黄酮类植物的一种成分，黄酮类化合物分子的基本母核为 2-苯基色原酮，这类化合物通常显黄色，所以称为黄酮，其基本骨架如下：

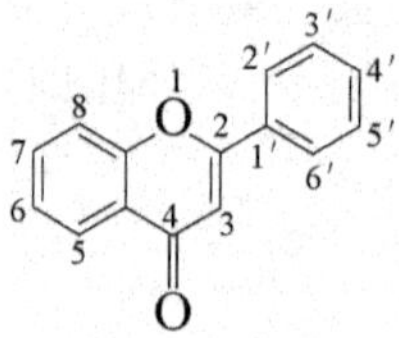

黄酮类化合物的基本骨架

黄酮的中草药成分几乎都带有一个以上羟基，还可能有甲氧基、甲基等其他取代基。3、5、7、$3'$、$4'$等位置上常连羟基或甲氧基，6、8、$2'$等位置上一般无取代基。

黄酮类化合物结构中含有羟基，大多数情况下是一元苷，也有二元苷。芦丁是黄酮苷，其结构如下：

芦丁（槲皮素-3-O-葡萄糖-O-鼠李糖）

芦丁（槲皮素-3-O-葡萄糖-O-鼠李糖）为淡黄色小针状结晶，不溶于乙醇、氯仿、石油醚、乙酸乙酯、丙酮等溶剂。易溶于碱，呈黄色，酸化后又析出。溶于浓硫酸和浓盐酸，呈棕黄色，加水稀释后又析出。含 3 个结晶水的芦丁熔点为 176～178℃，无水物的熔点为 188℃。

三、仪器和试剂

1. 仪器

研钵	烧杯	量筒	WRS-2A 熔点仪
锥形瓶	玻璃棒	蒸发皿	滴管
pH 试纸	表面皿	层析纸	铅笔
抽滤瓶	布氏漏斗	托盘天平	层析缸
直尺			

2. 试剂

饱和石灰乳	浓硫酸	BAW（正丁醇：冰醋酸：水＝4：1：5，体积比）
镁粉	1.5% HCl	标准鼠李糖乙醇溶液
15% HCl	2% H_2SO_4	10% α-萘酚溶液
乙醇	浓盐酸	标准葡萄糖乙醇溶液
Ba(OH)$_2$ 乳液	槐花米	邻苯二甲酸苯胺溶液

四、实验步骤

（一）芦丁的提取

称取 15g（精确至 0.1g）槐花米于研钵中研成粉状物【注 1】，置于 250mL 烧杯中，加入 150mL 蒸馏水，搅拌下加入饱和石灰乳调节 pH 至 8～9【注 2】，盖上表面皿，于石棉网上加热，保持微沸 30min，抽滤。滤渣再加 50mL 蒸馏水，同上法再煮沸 10min，抽滤。合并两次滤液，然后用 1.5% HCl 中和，调节 pH 至 3～4【注 3】。放置 1～2h，待沉淀完全后抽滤。沉淀用水洗涤 2～3 次，

60℃干燥，得到芦丁的粗产物。

（二）芦丁的精制

将芦丁的粗产品置于 250mL 烧杯中，加水 150mL，于石棉网上加热至沸，不断搅拌并慢慢加入饱和石灰乳，调节溶液的 pH 为 8～9，待沉淀溶解后，趁热过滤。滤液置于 250mL 烧杯中，用 15％ HCl 调节溶液的 pH 至 4～5，静置 0.5h，芦丁以浅黄色结晶析出，抽滤，用水洗涤 1～2 次，60℃烘干后称量，并测定熔点。

含结晶水的芦丁熔点为 176～178℃。

（三）芦丁的鉴定

1. 芦丁的定性反应

1）盐酸-镁粉反应（鉴定黄酮母核）

取少量产品溶于 1mL 乙醇中，加入少许镁粉振摇，滴加几滴浓盐酸，1～2min 内，观察颜色变化。

2）莫里许（Molish）反应（鉴定苷类）

取少量产品溶于 1mL 乙醇中，加入等体积 10％ α-萘酚溶液，摇匀，倾斜试管，沿管壁滴加浓硫酸，注意观察两界面产生的颜色变化。

2. 芦丁的水解

称取适量干燥芦丁，按约 1∶70（质量比）加入 2％ H_2SO_4 于 250mL 烧杯中，加热保持微沸 40min，放置冷却，减压过滤，滤渣为槲皮素，滤液中含有葡萄糖和鼠李糖。

3. 糖的鉴定

1）样品溶液的制备

将水解所得滤液用 $Ba(OH)_2$ 乳液调节 pH 至中性，折叠滤纸过滤，滤液转移至蒸发皿中蒸干，放置冷却，加 1mL 95％乙醇溶液得样品溶液（供纸层析使用）。

2）纸层析

（1）点样：取一张 6cm×8cm 的滤纸片，在距下端 2cm 处用铅笔画一条直线，作为起始线，每隔约 1.5cm 分别用样品溶液、标准葡萄糖溶液和标准鼠李糖溶液点样。

（2）展开：在层析缸中加入适量展开剂（BAW），将滤纸悬挂于层析缸中展开约 1h。

（3）显色：将滤纸晾干，均匀喷洒邻苯二甲酸苯胺溶液，在 105℃烘约 10min。

（4）计算 R_f 值：取出滤纸，计算各斑点的 R_f 值。

【注 1】 芦丁粉碎不可过细，以免过滤时速度过慢。

【注2】　用石灰乳调节 pH 至 8～9 既可以达到提取芦丁的目的，又可以除去槐花米中大量多糖、黏液质。但 pH 不能过高，否则钙能与芦丁形成螯合物而沉淀析出。

【注3】　pH 过低会使芦丁形成锌盐而使其水溶性增加，降低收率。

思考题

1. 简述用酸碱法提取芦丁的原理。为什么要控制溶液的 pH？
2. 本实验采用什么方法精制芦丁？为什么？
3. 如何水解苷类结构的化合物？
4. 怎样确定芦丁分子中只含有一分子葡萄糖及一分子鼠李糖？

（蔡玉兴）

实验三　牛奶中酪蛋白和乳糖的分离与鉴定

Separation of Casein and Lactose from Milk and Their Identification

一、实验目的

1. 掌握调节酸度沉淀蛋白质的方法。
2. 熟悉分离、鉴定乳糖的方法。

二、实验原理

牛奶是一种均匀稳定的悬浮状和乳浊状的胶体性液体，由水、脂肪、蛋白质、乳糖和盐等组成，其中主要的蛋白质是酪蛋白，浓度约为 35g/L，约占牛奶含量的 3.4%。蛋白质是两性化合物，当调节牛奶的 pH 到酪蛋白的等电点（pH 为 4.8 左右）时，蛋白质所带正、负电荷相等，呈电中性。此时酪蛋白的溶解度最小，会从牛奶中沉淀出来，而乳糖仍留在牛奶中，过滤后酪蛋白和乳糖得以分离。同时，根据酪蛋白不溶于乙醇和乙醚的特性，可用乙醇洗涤除去粗制品中的脂质，使酪蛋白得到初步纯化。

乳糖约占牛奶含量的 4%～6%，它是唯一由哺乳动物合成的糖。乳糖是婴儿的脑干和神经组织发育所需的物质。乳糖是一种二糖，由一分子半乳糖及一分子葡萄糖通过 β-1,4-苷键连接，乳糖具有还原性，其水溶液有变旋光现象，达到平衡时的比旋光度是 +53.5°。含有一分子结晶水的乳糖熔点为 210℃。乳糖不溶于乙醇，在乙醇中会析出晶体，过滤后可分离得到乳糖。

三、仪器和试剂

1. 仪器

吸滤瓶	锥形瓶	布氏漏斗	表面皿
玻璃棒	精密 pH 试纸	试管	蒸发皿
烧杯	托盘天平		

2. 试剂

冰醋酸	土伦试剂	95%乙醇	乙醚
本尼迪特试剂	1% $CuSO_4$	苯肼试剂	浓硝酸
5% NaOH	茚三酮试剂	脱脂牛奶【注 1】	

四、实验步骤

（一）酪蛋白的分离与鉴定

1. 酪蛋白的分离

取 50mL 脱脂牛奶于 150mL 烧杯中，在水浴中小心加热至 40℃，边搅拌边慢慢滴加冰醋酸-水混合液（1∶9，体积比），此时即有白色的酪蛋白沉淀析出，继续滴加，直至不再析出酪蛋白沉淀为止（约 2mL），此时混合液的 pH 应为 4.8 左右【注 2】，继续搅拌并使此悬浊液冷却到室温。放置 10min 后将混合物减压过滤，滤液（乳清）留作乳糖分离用。

沉淀（酪蛋白）转入 100mL 烧杯中，加入 20mL 95%乙醇，搅匀后减压过滤，并用乙醇-乙醚混合液（1∶1，体积比）洗涤沉淀两次（每次约 10mL），最后再用 5mL 乙醚洗涤一次，随后抽滤至干。将干粉铺于表面皿上，在室温下挥发除去乙醚，烘干，称量并计算牛奶中酪蛋白的含量。

2. 酪蛋白的鉴定反应

取少量酪蛋白溶解于水中，进行酪蛋白的颜色反应。

1）缩二脲反应

在一支小试管中加入酪蛋白溶液 5 滴和 5% NaOH 10 滴，摇匀后加入 1% $CuSO_4$ 2 滴，振摇试管，观察颜色变化。

2）蛋白黄反应

在一支小试管中加入酪蛋白溶液 10 滴及浓硝酸 3 滴，水浴加热，生成黄色硝基化合物。冷却后再加入 5% NaOH 15 滴，溶液呈橘黄色。

3）茚三酮反应

在一支小试管中加入酪蛋白溶液 10 滴，再加入茚三酮试剂 4 滴，加热至沸，即有蓝紫色出现。

（二）乳糖的分离与鉴定

1. 乳糖的分离

将上述滤液（乳清）置于蒸发皿中，用蒸气浴小心浓缩至 5 mL 左右，稍冷后，迅速加入 10mL 95% 乙醇，在冰浴中冷却，并用玻璃棒搅拌摩擦，促使乳糖析出。减压抽滤，并用 95% 乙醇洗涤晶体两次（每次约 5mL），即得粗乳糖晶体。干燥后称量。

2. 乳糖的鉴定反应

1）还原性

（1）取少量乳糖晶体，加 1mL 水溶解，再加土伦试剂 1mL，摇匀后在水浴中加热数分钟，观察结果。

（2）另取少量乳糖晶体，加 1mL 水溶解，加本尼迪特试剂 10 滴，摇匀后置沸水浴中加热数分钟，观察结果。

2）糖脎的生成

取少量乳糖晶体，加 1mL 水溶解，加入苯肼试剂 10 滴，混匀后，将试管在沸水浴中加热 30min，取出试管冷却，观察现象。用显微镜观察糖脎的晶形。

【注 1】 牛奶在实验前不能放置过久，否则会因其乳糖缓慢转变为乳酸而影响乳糖的分离。

【注 2】 加入乙酸不可过量，因为过量酸会促使牛奶中的乳糖水解为半乳糖和葡萄糖。

思考题

1. 沉淀酪蛋白的条件有哪些？
2. 为何酪蛋白可用乙醇或乙醚洗涤？
3. 为何乳清液要用蒸气浴小心浓缩，是否可用大火？

（谢一凡）

实验四　纸上电泳法分离和鉴定氨基酸

Separation and Identification of Amino Acids by
Paper Electrophoresis

一、实验目的

1. 了解电泳的原理和应用。
2. 学习纸上电泳的操作。

二、实验原理

电泳是指胶体颗粒在电场中的定向移动。所有带电的微粒，从小分子的氨基酸、核苷酸，到大分子及超大分子的蛋白质、病毒、细胞等在电场中都能定向移动，电泳技术广泛应用于理论研究、临床诊断。

在一定 pH 的溶液中，不同物质的带电微粒所带的电性和电量不同，因此，在一定的电场下，它们的移动方向和速度各不相同，以此可作为分离和鉴定这些物质的依据。

纸上电泳是利用纸作支持物，使带电微粒在纸上电泳，从而达到分离的目的。将样品点在滤纸上，滤纸用缓冲溶液浸湿，把滤纸放在电泳槽的支架上，滤纸的两端浸在缓冲溶液里，接通电源，纸的两端就有一定电压，吸引荷电微粒在纸上移动。

氨基酸分子在其等电点时，以两性离子存在。若溶液的 pH 低于等电点，则氨基酸分子带有正电荷，电泳时向负极移动；若溶液的 pH 高于等电点，氨基酸分子带负电荷，电泳时向正极移动。因此，溶液的 pH 距离等电点越远，其分子的荷电量就越多，其迁移率越大。

$$R-\underset{\underset{NH_3^+}{|}}{CH}-COOH \underset{H^+}{\overset{OH^-}{\rightleftharpoons}} R-\underset{\underset{NH_3^+}{|}}{CH}-COO^- \underset{H^+}{\overset{OH^-}{\rightleftharpoons}} R-\underset{\underset{NH_2}{|}}{CH}-COO^-$$

阳离子	两性离子	阴离子
pH<pI	pH=pI	pH>pI

在电泳过程中，电极反应会使连接正极的电解液和连接负极的电解液的 pH 向相反方向变化：

$$H_2O \longrightarrow 2H^+ + \frac{1}{2}O_2\uparrow + 2e^-$$

$$2H_2O + 2e^- \longrightarrow 2OH^- + H_2\uparrow$$

所以最好使用缓冲溶液，保持溶液的 pH 恒定。另外，要选择具有挥发性的缓冲溶液，这样电泳后滤纸烘干时容易除去，以减少对显色的影响。

三、仪器和试剂

1. 仪器

DY-W2 型电泳仪	DC-Ⅱ型电泳槽	镊子	直尺
铅笔	喷雾器	剪刀	滤纸
毛细管	电吹风		

2. 试剂

0.04mol/L 甘氨酸	0.04 mol/L 赖氨酸
0.5%茚三酮乙醇溶液	甘氨酸和赖氨酸混合液（1∶1，体积比）
1 mol/L 乙酸	

四、实验步骤

1. 点样

取 6cm×12cm 滤纸一张，用铅笔在滤纸一端的 3cm 处画一条直线作为起始线，每隔 1.5cm 分别用甘氨酸溶液、甘氨酸和赖氨酸混合液、赖氨酸溶液点样，点样的方法和要求同纸层析。

2. 电泳

（1）向电泳槽内加入 1mol/L 乙酸至红线位置（中间槽加 210mL 左右，两边的槽各加 190mL 左右）。可通过调节底脚调节水平。盖好电泳槽的盖子。

（2）检查电泳仪的电源开关是否在"关"的位置，然后用输出引线把电泳仪和电泳槽的"＋"、"－"极依次连接好【注 1】。

（3）调整"输出选择"至"0"位，将"选择开关"放在"100mA、600V"的位置。

（4）打开电源开关，指示灯亮。预热 10min【注 2】。

（5）将点好样的滤纸放到电泳槽的电解液中全部浸湿，立即取出放于支架（两槽之间的平台）上，纸条的两端要浸在电解液中，但要注意点样处不要浸入电解液。由于甘氨酸和赖氨酸分子在 1mol/L 乙酸中均带正电荷，所以要把点样的一端浸入连接"＋"极的槽内。盖好槽盖。

（6）调整"输出选择"，使电压达到 400V，电泳 10min【注 3】。

3. 显色

用镊子取出滤纸，电吹风吹干，喷上茚三酮显色剂，再用热风吹干至显出色斑。

4. 记录

用铅笔描出色斑的轮廓，量出色斑（中心浓度最高处）与起始线的距离（cm），并标明实验条件：环境温度、电解液、电压、电流、通电时间、显色剂。

【注 1】　本实验使用 DC-Ⅱ型电泳槽和与其配套的 DY-W2 型电泳仪。

【注 2】　电泳过程中放出热量，本电泳槽有两个空腔，当对热敏感的物质（如酶蛋白）进行电泳时，若环境温度高，可通过自来水对支持物或缓冲溶液进行冷却。

【注 3】　在仪器通电工作时，严禁接触电泳槽电极、电极插头和电泳物等。严禁输出电极与地短路，以免损坏仪器。电泳完毕，应先关闭电源，再拔下插头，以免触电。

思考题

1. 纸上电泳法和纸层析法的原理有何异同？
2. 本实验中，为什么要把点样的一端浸入连接"＋"极的槽内？

（陈聪颖）

第四章 综合性实验

实验一 盐酸丙卡巴肼肠溶片的含量测定

Determination of Content of Procarbazine Hydrochloride in Enteric-Coated Tablets

一、实验目的

1. 了解银量法测定有机氢卤酸盐的原理和方法。
2. 掌握返滴定法的原理及其计算方法。

二、实验原理

临床抗肿瘤药盐酸丙卡巴肼肠溶片，其商品名为盐酸甲基苄肼，结构式如下：

$$[(CH_3)_2CHNH-\overset{\overset{\displaystyle O}{\|}}{C}-\langle\;\rangle-CH_2NHNHCH_3]\cdot HCl$$

化学名为 N-异丙基-对-(2-甲基肼基-甲基)-苯甲酰胺盐酸盐。可用铁铵矾指示剂法测定其氯离子浓度，进而求出该片剂的含量。测定时，先向样品中加入过量 $AgNO_3$ 标准溶液，再以 Fe^{3+} 为指示剂，用 NH_4SCN 标准溶液回滴 $AgNO_3$ 剩余量，滴定反应如下：

终点前：

$$Ag^+ + Cl^- \longrightarrow AgCl\downarrow$$
（过量）　　　　白色

$$Ag^+ + SCN^- \longrightarrow AgSCN\downarrow$$
（剩余量）　　　　白色

终点时：

$$Fe^{3+} + SCN^- \longrightarrow [Fe(SCN)]^{2+}$$
淡红棕色

三、仪器和试剂

1. 仪器

电子天平　　　　　　锥形瓶　　　　　移液管　　　　　酸式滴定管

2. 试剂

盐酸丙卡巴肼肠溶片　　　　　　　NH_4SCN 标准溶液（约 0.1mol/L）

硝酸　　　　　　　　　　　　　　$AgNO_3$ 标准溶液（约 0.1mol/L）

铁铵矾指示剂（8%水溶液）　　　硝基苯

四、实验步骤

取盐酸丙卡巴肼肠溶片 15 片（标示量为 50mg/片），除去肠溶衣，精确称取后，研细。精确称取适量样品 W（g）（约相当于盐酸丙卡巴肼 0.25g），加水 50mL 溶解后，加硝酸 3mL，用移液管准确量取 $AgNO_3$ 标准溶液 20.00mL，再加硝基苯约 3mL，强力振摇后【注 1】，加铁铵矾指示剂 2mL，用 NH_4SCN 标准溶液滴定至淡红棕色（终点），并用空白试验校正【注 2】。

计算公式为

$$w_{C_{12}H_{19}N_3O \cdot HCl}$$
$$= \frac{(c_{AgNO_3}V_{AgNO_3} - c_{NH_4SCN}V_{NH_4SCN}{}^*) \times M_{C_{12}H_{19}N_3O \cdot HCl} \times 平均片重}{W \times 标示量} \times 100\%$$

式中，* 为扣除空白后的数值；W（g）为样品质量；平均片重的计算如下：

$$平均片重 = \frac{15 片的总质量}{15}$$

【注 1】　应在加入 $AgNO_3$ 标准溶液后，再加硝基苯，强力振摇后方可滴定。

【注 2】　空白试验是指不加样品而其他操作完全相同的试验。

思考题

1. 片剂与原料药的含量表示有何区别？

2. 如何进行空白试验校正？有何意义？

3. 加入硝基苯的目的是什么？在操作上应注意什么？

4. 银量法测定 Cl^- 含量除了铁铵矾指示剂法（返滴定法）外，还有哪些方法？

（陈聪颖）

实验二　分光光度法测定蛋白质的含量

Determination of Protein by Spectrophotometry

一、实验目的

1. 掌握分光光度法测定蛋白质含量的原理及方法。
2. 复习 UV-2000 分光光度计的使用方法。

二、实验原理

蛋白质是构成生物体细胞组织的重要成分。食物中的蛋白质是人体中氮的唯一来源，具有糖类和脂肪不可替代的作用。蛋白质与营养代谢、细胞结构、酶、激素、病毒、免疫、物质运转、遗传等密切相关。蛋白质含量的测定方法有定氮法、双缩脲法、考马斯亮蓝法等。本实验利用蛋白质能与某些有机化合物形成有色复合物来检测蛋白质的含量。

偶氮胂 M 是一种良好的光度分析显色剂，其结构为

在 pH 为 2.2～2.8 时，偶氮胂 M 能与蛋白质形成稳定的蓝色复合物，其最大吸收波长为 605nm，显色反应的摩尔吸光系数为 $4.5 \times 10^5 L/(mol \cdot cm)$。该显色反应的选择性很好，生物体内普遍存在的金属离子（K^+、Na^+、Ca^{2+}、Mg^{2+}、Cu^{2+}、Zn^{2+}、Cl^- 等）及其他维生素、肌苷、尿酸、葡萄糖等对蛋白质的测定没有影响，可以将样品粉碎、提取、过滤后直接进行分光光度法测定。

三、仪器和试剂

1. 仪器

UV-2000 分光光度计	比色皿	Delta 320 pH 计
容量瓶	比色管	磁力加热搅拌器
高速匀浆器	高速离心机	吸量管

2. 试剂

蛋白质标准溶液　　　　　　　　　　　0.05%乳化剂 OP

5.0×10^{-4} mol/L 偶氮胂 M　　　　　　磷酸盐缓冲溶液（pH 7.2）

乳酸-乳酸钠缓冲溶液（pH 2.5）

四、实验步骤

称取 25g 干花生，用磷酸盐缓冲溶液（pH 7.2）在室温下浸泡 4～8h。用匀浆机匀浆，浆液于 4℃下静置过夜。用三层纱布过滤，并用 30mL 磷酸盐缓冲溶液（pH 7.2）分多次洗涤滤渣，以水稀释滤液至 100mL。取适量滤液在 1200r/min 转速下离心 20min，清液在 4℃下保存。

取七支比色管，按表 4.1 配制待测溶液，稀释至 10.0mL，摇匀，放置 15min，以 1 号为参比在 605nm 处测定吸光度，用 5、6、7 号溶液的吸光度对标准溶液浓度作图，得一条直线，延长此直线与横坐标轴相交，交点的绝对值即为所测样品中蛋白质的含量。

表 4.1　待测溶液配制方法

编号	1	2	3	4	5	6	7
乳酸缓冲溶液/mL	2.00	2.00	2.00	2.00	2.00	2.00	2.00
乳化剂 OP/mL	1.00	1.00	1.00	1.00	1.00	1.00	1.00
偶氮胂 M/mL	0.80	0.80	0.80	0.80	0.80	0.80	0.80
样品清液/mL	0	0.50	0.50	0.50	0.50	0.50	0.50
蛋白质标准溶液/mL	0	0	0	0	0.20	0.40	0.60
吸光度 A							

思考题

蛋白质含量测定还有哪些方法？各有什么优缺点？

（陈聪颖）

实验三 双波长法测定腺苷、胸苷混合组分中腺苷的含量

Determination of Content of Adenosine in the Mixture of Adenosine and Thymidine by Dual-Wavelength Spectrophotometry

一、实验目的

掌握双波长分光光度法测定混合组分的基本原理和操作方法。

二、实验原理

应用分光光度法对共存组分进行不分离定量测定时，通常采用的方法有双波长法、三波长法、导数光谱法等，其快速、简便的优点使这些方法在实用分析中得到越来越广泛的应用，其中以双波长法的应用最广，该法的准确度和精密度都很高。采用等吸收波长法定量分析时，首先选择两个适当的波长，使得干扰组分在这两个波长下吸光度相等，同时被测组分的吸光度有较大的差值，则测得的混合组分在这两个波长下的 ΔA 与被测组分的浓度成正比，$\Delta A = (\varepsilon_1 - \varepsilon_2) bc$，双波长法适合于多组分混合物、浑浊样品或背景吸收较大的样品，尤其是生物组织液的定量分析。

三、仪器和试剂

1. 仪器

UV-2000 分光光度计	容量瓶	量筒	吸管
吸量管			

2. 试剂

腺苷溶液（约 0.4mg/mL）　　胸苷溶液（约 0.3mg/mL）　　无水乙醇

四、实验步骤

1. 溶液配制

用 1mL 吸量管分别吸取腺苷溶液 0.00mL、0.10mL、0.20mL、0.30mL、0.40mL，置于五个 10mL 容量瓶中，然后用吸量管分别加入 0.50mL 胸苷溶液，用无水乙醇稀释至刻度，摇匀。

2. 测定

(1) 在绘制好的腺苷、胸苷吸收曲线上确定两个波长，使胸苷在这两个波长下 A 值相等，而腺苷的 ΔA 较大。

(2) 在选定的两个波长下，分别测定腺苷标准溶液的吸光度，并计算出 ΔA【注】。

(3) 在选定的两个波长下，测定未知溶液的吸光度，并计算出 ΔA。

3. 绘制标准工作曲线

以 ΔA 为纵坐标，腺苷的浓度为横坐标，作出标准工作曲线。

4. 确定未知溶液浓度

从标准工作曲线上求得未知溶液中腺苷的浓度。

【注】　比色时，石英比色皿要盖上盖子，因为溶剂具有挥发性。

思考题

1. 双波长分光光度法与单波长分光光度法比较，有何特点？

2. 从图 4.1 中如何推出 $\Delta A = (\varepsilon_1 - \varepsilon_2) bc$ 的关系式？

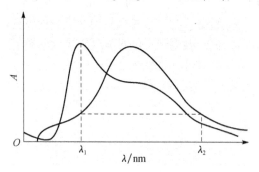

图 4.1　双波长法测定物质含量

（谢一凡）

实验四　氟离子选择性电极测定饮用水中氟的含量
Determination of Content of Fluorine in Drinking Water by Fluoride Ion-Selective Electrode

一、实验目的

1. 掌握电位法的测定原理。

2. 熟悉氟离子选择性电极和 pH 计的使用方法。

3. 掌握标准曲线法和格氏作图法测定饮用水中氟的含量。

二、实验原理

氟对人体有着重要的生理作用，是牙齿和骨骼的组成部分。饮用水中氟含量的高低，对人的健康有一定影响，氟的含量太低易患龋齿，过高则会发生氟中毒现象，饮用水中氟的适宜含量为 $0.5\sim1\mathrm{mg/L}$。

本实验应用氟离子选择性电极（简称氟电极）、参比电极和待测溶液组成一个电池，它的电动势与氟离子活度的关系式为

$$E = E^{\ominus} - \frac{2.303RT}{F}\lg a \qquad (4.1)$$

式中，$E^{\ominus}$ 为标准电动势；E 为电动势；a 为氟离子活度。E 与 $\lg a$ 呈线性关系，$\dfrac{2.303RT}{F}$ 是斜率，在室温下，此值为 $0.059\mathrm{V}$。当 F^- 活度为 $10^{-6}\sim10^{-1}$ 时，直线斜率为 $59\mathrm{mV}$。根据式（4.1），可根据电动势直接计算出 F^- 活度。但由于影响电动势的因素很多，所以应用计算法不能直接得到被测物的浓度，在离子强度保持一定的条件下，通过采用标准曲线法或格氏作图法可以测定 F^- 的浓度。

凡能与 F^- 生成稳定络合物或难溶沉淀的元素，如 Al、Fe、Zr、Th、Ca、Mg、稀土元素等，都会干扰测定，通常用柠檬酸、DCTA、EDTA、磺基水杨酸、磷酸盐等掩蔽剂掩蔽。

在酸性溶液中，H^+ 与部分 F^- 形成 HF 或 HF_2^-，会降低 F^- 浓度。在碱性溶液中，由于 LaF_3 薄膜与 OH^- 发生作用而使溶液中 F^- 浓度增加，因此氟离子电极最宜于 pH 为 $5\sim6$ 时测定。

三、仪器和试剂

1. 仪器

| 移液管 | 吸量管 | 容量瓶 | 烧杯 |
| 参比电极 | 氟离子选择性电极 | Delta 320 pH 计 | 磁力搅拌器 |

2. 试剂

氟标准溶液(约 100mg/L)　　　　　　　　氟标准溶液(约 10mg/L)

TISAB 缓冲溶液（pH $5.0\sim5.5$）

四、实验步骤

1. 标准曲线法

（1）分别取氟标准溶液（约 100mg/L）0.10mL、0.20mL、0.50mL、1.00mL、5.00mL、10.00mL 于 100mL 容量瓶中，各加入 TISAB 缓冲溶液 20mL，用蒸馏水稀释至刻度，摇匀。

（2）将上述不同浓度的溶液分别加到六只干燥的烧杯中，在 Delta 320 pH 计上测定电动势【注 1】，并记录。测定完成后，在半对数纸上作图，绘制标准工作曲线。

（3）用移液管取饮用水 50.00mL 于 100mL 容量瓶中，加入 20mL TISAB 缓冲溶液，用蒸馏水稀释至刻度，测定步骤同上，由测得的电动势在标准工作曲线上查得相应的浓度【注 2】。计算饮用水中 F^- 的含量。

2. 格氏作图法【注 3】

（1）取 50.00mL 蒸馏水于 100mL 容量瓶中，加 20mL TISAB 缓冲溶液，用蒸馏水稀释至刻度，摇匀，倒入 150mL 烧杯中，磁力搅拌下，用 Delta 320 pH 计测其电动势，即为初始电位。

（2）在此烧杯中，加入 1.00mL 氟标准溶液（约 10mg/L），摇匀，用 Delta 320 pH 计测其电动势，并记录。

（3）按上述方法，再分别加四次氟标准溶液，每次加 1mL，分别测定其电动势。这样除初始电位以外，共得到 5 个电动势，在格氏图纸上作图得一条直线，称为校正曲线。

（4）取饮用水 50.00mL 代替蒸馏水，重复步骤（1）、（2）、（3）的操作，所得电动势在同一张图纸上作图得一条直线，此直线为样品曲线，和校正曲线与横轴相交点间的距离为 V_x。按式（4.2）计算 F^- 浓度。

$$c_{F^-} = \frac{10.00 V_x}{50.00} \tag{4.2}$$

由此可换算成每升饮用水中所含 F^- 的质量（mg）【注 4】。

【注 1】　氟离子选择性电极使用的注意事项如下：

（1）电极使用前需用蒸馏水浸泡活化 1h 以上，当测得其在纯水中的电动势在 -270mV 以上时，方可使用。

（2）电极浸入待测溶液中时，单晶薄膜外不要附着气泡，以免干扰读数。

（3）测定时，溶液应在磁力搅拌器上缓慢搅拌，以加速平衡。

（4）测定稀溶液时，平衡时间较长，随着浓度增大，电极电位的平衡时间缩短。

【注 2】　在测水样中 F⁻ 含量之前，应先用蒸馏水洗涤电极，当测得在纯水中的电动势在 −270mV 以上时，方可测水样。

【注 3】　格氏作图法是用格氏作图纸作图求得被测离子浓度的方法，此方法快速、准确、灵敏度高，能够消除电极零点漂移所带来的影响，所测灵敏度能超出电极本身灵敏度，所以本法也称为外推法，适用于稀溶液的测定，它是目前应用较多的方法。

【注 4】　实验完毕后，氟电极需要用蒸馏水洗净至电动势在 −270mV 以上，浸放在蒸馏水中保存。

思考题

1. 为何用标准曲线法或格氏作图法而不用计算法测定水中的 F⁻ 浓度？
2. 氟离子电极最适宜的 pH 测定范围是多少？为什么？

（谢一凡）

实验五　反相高效液相法测定槐苷的含量
Determination of Content of Sophoricoside by RP-HPLC

一、实验目的

1. 了解高效液相色谱仪的工作原理及使用方法。
2. 掌握反相高效液相法（外标法）测定槐苷含量的方法。

二、实验原理

槐苷为异黄酮苷类化合物，其苷元为染料木素。槐苷具有抗炎作用，并能有效降低谷丙转氨酶。本实验采用反相高效液相色谱法测定槐苷的含量。

在定性的基础上定量，需用纯物质作为标准物。液相色谱定量是由已知量的纯被测物标样推算混合物中被测物的量，液相色谱定量的依据是被测组分的量与响应值（峰高或峰面积）成正比，由已知量的标样可求得定量校正因子。测定未知组分的响应值，通过定量校正因子即可求得其含量。

Agilent 1100 高效液相色谱仪（图 4.2），采用 Diamonsil C_{18} 柱（4.6mm×250mm，5μm，DIKMA 公司），槐苷测定的色谱条件是：乙腈-水为流动相（28∶72，体积比），检测波长为 260nm，流速为 1.0mL/min，柱温为 35℃。

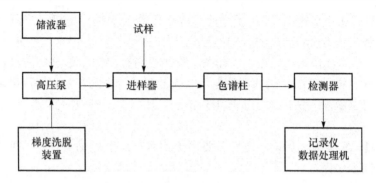

图 4.2　高效液相色谱仪流程图

三、仪器和试剂

1. 仪器

| Diamonsil C$_{18}$柱 | 容量瓶 | 量筒 | 吸量管 |
| 吸管 | 电子天平 | 超声仪 | Agilent 1100 高效液相色谱仪 |

2. 试剂

| 乙腈 | 纯水 | 槐苷标准品 |

四、实验步骤

1. 采集系列标准溶液的色谱图

称取槐苷对照品 10mg（精确至 0.1mg），置于 100mL 容量瓶中，加流动相约 80mL，在 50～60℃时，超声 30min，放冷，用流动相稀释至刻度，混匀得储备液。分别准确量取对照品储备液 0.50mL、1.00mL、5.00mL、10.00mL 和 25.00mL 置于 100mL 容量瓶中，用流动相稀释至刻度，摇匀，制成系列标准溶液，取上述各溶液 20μL 注入高效液相色谱仪，记录色谱图。

2. 用外标法建立标准曲线

以浓度（c）为横坐标、对应的色谱峰面积（A）（表 4.2）为纵坐标作图（图 4.3），求得回归方程及相关系数。

表 4.2　标准溶液浓度及峰面积

$c/(\mu g/mL)$	0.50	1.00	5.00	10.00	25.00
A					

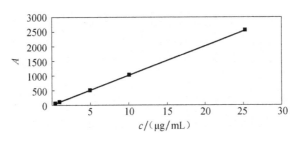

图 4.3　标准曲线

3. 未知样品的测定

取样品溶液 $20\mu L$ 注入高效液相色谱仪，记录色谱图，得峰面积，根据回归方程计算含量。

思考题

1. 高效液相色谱法定量的基础是什么？
2. 高效液相色谱仪由哪几部分组成？
3. 没有对照品（标准品）能否准确定量？

（谢一凡）

实验六　原子吸收光谱法测定头发中锌的含量
Determination of Content of Zinc in Hair by Atomic Absorption Spectrometry

一、实验目的

1. 掌握原子吸收法最佳测试条件的选择及测定方法。
2. 学习发样的前处理。
3. 掌握原子吸收光谱法测定头发中锌的含量。

二、实验原理

锌广泛分布于有机体的所有组织中，是多种与生命活动密切相关的酶（如碳酸酐酶）的重要成分，对人体的生长发育、创伤愈合、免疫预防等有重要作用。锌的测定是人体营养诊断的常测项目之一，头发中锌含量的多少，可以确定人体中微量锌含量是否正常，正常人的头发中锌的含量为 $100\sim400\mu g/g$。

　　原子吸收分光光度计的工作原理为：从光源辐射出待测元素的特征光波通过试样的蒸气时，被蒸气中待测元素的基态原子吸收，由辐射光波强度减弱的程度来测定试样中该元素含量，其流程图如图 4.4 所示。

　　发样经洗涤、干燥、硝化处理后，其微量锌以锌离子的形式转入到溶液中，在一定的工作条件下，用原子吸收分光光度计测定其吸光度，根据 $A=kc$ 的定量关系，采用标准曲线法测定头发中锌的含量。

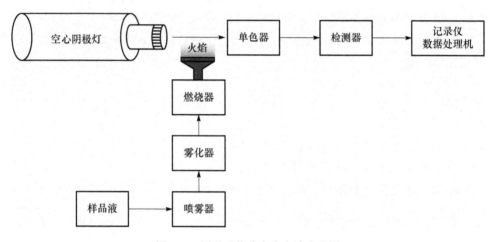

图 4.4　原子吸收分光光度计流程图

三、仪器和试剂

　　1. 仪器

岛津 AA-6300C 原子吸收分光光度计　　　吸量管　　　容量瓶　　　烧杯
电子天平

　　2. 试剂

去离子水或双蒸水　　　　　锌标准储备液（约 1g/L）　　　硝酸
锌标准液（约 10mg/L）　　5%洗涤剂　　　　　　　　　　高氯酸

四、实验步骤

　　1. 采样

　　取受检者后枕部发根处 1.0cm 的头发 0.3g，放入 50mL 烧杯中，加入 30mL
$50\sim60℃$ 5%洗涤剂浸洗 30min，并不断搅拌，然后用自来水洗至无泡沫，去离子水或双蒸水洗 8～10 次，滤干，然后用滤纸【注】包好，于 110℃烘干备用。

2. 样品处理

称取烘干发样 20mg（精确至 0.1mg）于 10mL 烧杯中，加入 2.0mL 高氯酸-硝酸混合液（1∶4，体积比），放置数分钟让发样硝化，置电热板上加热，温度控制在 120℃左右，当溶液由棕褐色变至淡黄色时，再升温至 200℃左右，至杯底虽有白色结晶析出，但周围仍呈湿润时，停止加热。取下放至室温，用 1‰硝酸定容于 10mL 容量瓶中待用。空白溶液用同样方法处理。

3. 标准系列溶液的配制

吸取不同量锌标准液至 10mL 容量瓶中，用 1‰硝酸稀释至刻度，配制成 0.00mg/L、0.10mg/L、0.20mg/L、0.30mg/L、0.40mg/L、0.50mg/L、0.60mg/L 标准溶液。

4. 原子吸收最佳操作条件的选择

按照操作规程调试仪器。待仪器稳定后对狭缝、灯电流、空气/乙炔流量和燃烧头高度等四因素顺次进行选择。首先将其余三因素调至本实验的参考值，喷入同一标准试液，逐步改变狭缝宽度，找出不引起吸光度减小的最大狭缝宽度并固定。用同样的方法再找出其他三因素的最佳值。

5. 测定

在最佳测试条件下，依次吸入双蒸水、空白液、标准溶液、样品液，记录各次读数。

6. 数据处理

（1）绘制标准溶液吸光度与标准溶液浓度的工作曲线或进行直线回归求其回归方程。

（2）由工作曲线或回归方程得到样品溶液的浓度 c，根据称取头发的质量 W（g），按式（4.3）计算头发中锌的含量。

$$w_{Zn} = c \times \frac{10}{W} \times 100\%$$ （4.3）

【注】 滤纸用前必须用稀硝酸浸泡后烘干。

思考题

1. 原子吸收分光光度计采用什么光源？为什么？

2. 测定头发中锌的含量具有什么现实意义？

（金玉杰）

实验七　葡萄糖酸锌的制备和锌含量的测定

Preparation of Zinc Gluconate and Determination of Content of Zinc

一、实验目的

1. 掌握葡萄糖酸锌的制备方法。
2. 掌握配位滴定法测定葡萄糖酸锌含量的原理和方法。
3. 练习热过滤和减压过滤等操作。

二、实验原理

锌存在于众多的酶系中，如碳酸酐酶、乳酸脱氢酶、超氧化物歧化酶、碱性磷酸酶、DNA 和 RNA 聚合酶，锌是核酸、蛋白质、碳水化合物的合成和维生素 A 吸收所必需的元素。锌还具有促进生长发育、改善味觉的作用，锌缺乏时会出现味觉差、嗅觉差、厌食、生长与智力发育缓慢等现象。

葡萄糖酸锌可作为补锌药，具有见效快、吸收率高、副作用小等优点，主要用于儿童及老年人、妊娠妇女因缺锌引起的生长发育迟缓、营养不良、厌食症、复发性口腔溃疡、皮肤痤疮等症的治疗。

本实验采用葡萄糖酸钙与硫酸锌反应制备葡萄糖酸锌。反应方程式如下：

$$Ca(C_6H_{11}O_7)_2 + ZnSO_4 = Zn(C_6H_{11}O_7)_2 + CaSO_4 \downarrow$$

过滤除去 $CaSO_4$ 沉淀，溶液经浓缩后可得无色或白色葡萄糖酸锌晶体。该晶体无味，易溶于水，极难溶于乙醇。

锌含量的测定可用配位滴定法。以 EDTA 标准溶液作滴定剂，铬黑 T 作指示剂，测定锌的含量。

三、仪器和试剂

1. 仪器

量筒	酸式滴定管	烧杯	布氏漏斗
锥形瓶	吸滤瓶	电子天平	托盘天平
蒸发皿	恒温水浴锅		

2. 试剂

| NH$_3$-NH$_4$Cl 缓冲溶液 | ZnSO$_4$ • 7H$_2$O | 95％乙醇 |
| EDTA 标准溶液（约 0.1mol/L） | 铬黑 T 指示剂 | 葡萄糖酸钙 |

四、实验步骤

1. 葡萄糖酸锌的制备

（1）量取 80mL 蒸馏水，置于 200mL 烧杯中，加热至 80～90℃，加入 13.4g（精确至 0.1g）ZnSO$_4$ • 7H$_2$O，搅拌使其完全溶解。将烧杯放在 90℃的恒温水浴中，逐渐加入 20g（精确至 0.1g）葡萄糖酸钙，充分搅拌后，在 90℃水浴上静置保温 20min，趁热过滤，滤液转移至蒸发皿中并在沸水浴上浓缩至黏稠状。冷却至室温，加入 20mL 95％乙醇，并不断搅拌，此时有大量的胶状葡萄糖酸锌析出。充分搅拌后，静置，分层，用倾析法除去乙醇液。再往沉淀上加入 20mL 95％乙醇，充分搅拌，沉淀慢慢转变成晶体状。抽滤至干，即得葡萄糖酸锌粗品（母液回收）。

（2）往粗品中加入 20mL 蒸馏水，加热到 90℃使其溶解，趁热抽滤。滤液冷至室温，再加入 20mL 95％乙醇，充分搅拌，待结晶析出后，抽滤至干，即得精品。然后在 50℃下烘干。

2. 锌含量的测定

称取 0.8g（精确至 0.1mg）葡萄糖酸锌置于锥形瓶中，加入 20mL 蒸馏水，使其溶解（可微热），再加入 10mL NH$_3$-NH$_4$Cl 缓冲溶液，然后加入 4 滴铬黑 T 指示剂。用 EDTA 标准溶液滴定至溶液呈蓝色，即为终点。重复测定两次。按式（4.4）计算样品中锌的含量。

$$w_{Zn} = \frac{c_{EDTA}V_{EDTA} \times 65.38}{W \times 1000} \times 100\% \qquad (4.4)$$

式中，c_{EDTA} 为 EDTA 标准溶液的浓度（mol/L）；V_{EDTA} 为消耗 EDTA 标准溶液的体积（mL）；W 为样品的质量（g）。

实验数据与结果填入表 4.3。

表 4.3　葡萄糖酸锌中锌含量的测定

编号	W/g	c_{EDTA}/(mol/L)	V_{EDTA}/mL	w_{Zn}/%
1				
2				

思考题

1. 为什么葡萄糖酸钙和硫酸锌的反应需保持在 90℃ 的恒温水浴中?
2. 制备葡萄糖酸锌时,如何除去 $CaSO_4$?
3. 本实验通过什么方法精制葡萄糖酸锌? 原理是什么?

(金玉杰)

实验八　磺胺的合成和抗菌试验

Synthesis and Antibacterial Test of Sulfanilamide

一、实验目的

1. 掌握磺胺的制备原理和方法。
2. 了解磺胺的抗菌作用。

二、实验原理

磺胺类药物是指具有对氨基苯磺酰胺结构的一类药物的总称,可用于预防和治疗细菌感染性疾病。其结构通式为

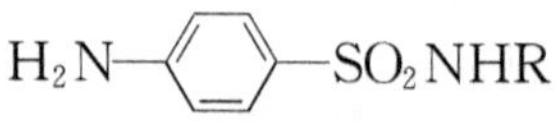

$$H_2N\!-\!\!\langle\ \rangle\!\!-\!SO_2NHR$$

虽然人类合成了数千种磺胺衍生物,但应用较广并具有一定疗效的只有数十种。本实验合成的是最简单的磺胺类药物——对氨基苯磺酰胺(磺胺),合成路线如下:

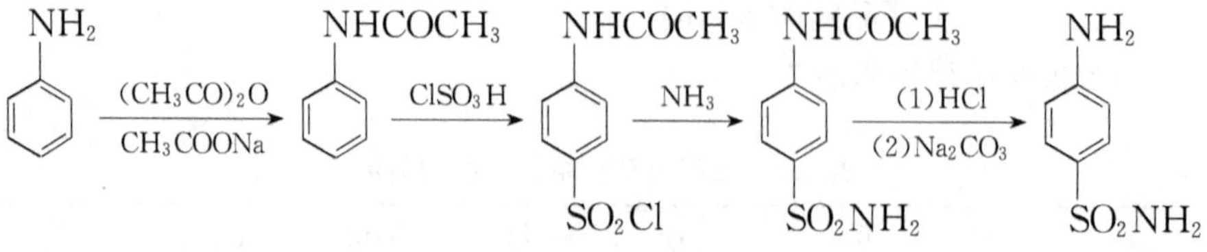

磺胺的抗菌作用,可以通过观察其对陪替氏(Petri)培养皿中接种的营养物上细菌生长的影响来检验。

三、仪器和试剂

1. 仪器

烧杯	量筒	回流装置	锥形瓶
温度计	表面皿	布氏漏斗	镊子
吸滤瓶	导气管	玻璃棒	滤纸

2. 试剂

结晶乙酸钠	苯胺	浓盐酸
乙酸酐	浓氨水	活性炭
氯磺酸	碳酸钠	接种过的琼脂培养基的培养皿

四、实验步骤

1. 磺胺的合成

1）乙酰苯胺的制备

取 5mL 浓盐酸加入盛有 120mL 水的烧杯中，在搅拌下加入 5.5mL（5.6g）苯胺，待苯胺溶解后，在 50℃时加入 7.3mL 乙酸酐，搅拌使其溶解后，立即加入预热至 40℃左右的乙酸钠溶液（9g 结晶乙酸钠溶于 20mL 水），充分混合后，将混合物置于冰浴中冷却，使结晶析出完全。减压过滤，用少量冷水洗涤，干燥后称量，进行下一步反应。

2）对乙酰氨基苯磺酰氯的制备

取 5g 乙酰苯胺置于干燥的锥形瓶中，在石棉网上用小火加热，使之熔化。用滤纸将瓶壁上少量水珠吸去。冷却使熔化物凝结成块【注 1】。将锥形瓶置于冰浴中冷却，迅速倒入 12.5mL 氯磺酸【注 2】，立即塞上带有氯化氢导气管的塞子（图 4.5），反应很快发生。待反应缓和后，旋摇锥形瓶使固体全溶，然后放在温水中加热 10min 使反应完全【注 3】。将反应瓶在冰水浴中冷却后，于通风橱中在充分搅拌下，将反应液慢慢倒入盛有 75g 碎冰的烧杯中【注 4】，用少量冷水洗涤反应瓶，

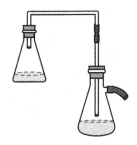

图 4.5 氯化氢吸收装置

洗涤液倒入烧杯中搅拌数分钟，并尽量将大块固体粉碎【注 5】，使成颗粒小而均匀的白色固体。抽滤，用少量冷水洗涤，压干，立即进行下一步反应【注 6】。

3）对乙酰氨基苯磺酰胺的制备

将上述粗产物移入烧杯中，在不断搅拌下慢慢加入 17.5mL 浓氨水（在通风

橱内），立即发生放热反应并产生白色糊状物。加完后，继续搅拌 15min，使反应完全。然后加入 10mL 水，在石棉网上用小火加热 10min，并不断搅拌，以除去多余的氨，得到的混合物可直接用于下一步的合成【注 7】。

4）对氨基苯磺酰胺（磺胺）的制备

将上述反应物放入圆底烧瓶中，加入 3.5mL 浓盐酸，在石棉网上用小火加热回流 0.5h。冷却后，得到澄清的溶液。若有固体析出【注 8】，应继续加热，使反应完全。如溶液呈黄色，并有极少量固体存在时，需加入少量活性炭煮沸 10min，过滤。将滤液转入大烧杯中，在搅拌下小心加入粉状碳酸钠【注 9】至恰呈碱性（约 4g）。在冰水浴中冷却，有固体析出，抽滤，用少量冰水洗涤，压干。粗产物用水重结晶（每克产物约需 12mL 水），称量并计算产率。

纯对氨基苯磺酰胺为白色针状晶体，熔点为 163～164℃。

2. 磺胺的抗菌作用

将 1g 磺胺置于 50mL 烧杯中，搅拌下逐滴加入沸水，使其溶解。取接种过的琼脂培养基的培养皿【注 10】，在培养皿盖上标记所用细菌的名称及接种日期。取圆形滤纸三张，用铅笔在其中的两张上写上 S（供磺胺用），一张上写 C（供对照用）。将镊子尖在火焰上烧 5s 灭菌。打开培养皿盖，用灭过菌的镊子，夹一张标记 S 的圆形滤纸，在磺胺溶液中浸一下，滴干后，将它放在琼脂培养基的表面。镊子再次用火焰灭菌。用上述同样的方法将另一张在磺胺溶液中浸过的标记 S 的圆形滤纸放在琼脂培养基表面，两张滤纸至少相隔 3.0cm。镊子在火焰上再经灭菌。用灭菌后的镊子夹标记 C 的圆形滤纸，浸入只有沸水的烧杯中，滴干后，放在琼脂表面上，与两张标记 S 的滤纸至少相隔 3.0cm【注 11】。盖上培养皿盖，把培养皿平板倒放后置于培育箱中，温度保持在 30～33℃。

每天观察菌落，并记下结果。共观察五天。

【注 1】 氯磺酸与乙酰苯胺的反应相当激烈，将乙酰苯胺凝结成块状，可使反应缓和进行。

【注 2】 氯磺酸对皮肤和衣服有强烈的腐蚀性，暴露在空气中会冒出大量氯化氢气体，遇水会发生猛烈的放热反应，甚至爆炸，故取用时需小心。反应中所用仪器及药品需充分干燥，含有氯磺酸的废液不可倒入水槽，而应倒入废液缸中。

【注 3】 在氯磺化过程中，将有大量氯化氢气体放出。为避免污染室内空气，装置应严密，导气管的末端要与接受器内的水面接近，但不能插入水中，否则可能倒吸而引起严重事故。

【注 4】 加入速度必须缓慢，并需充分搅拌，以免局部过热而使对乙酰氨基苯磺酰氯水解。这是实验成功的关键。

【注 5】 尽量洗去固体所夹杂和吸附的盐酸，否则产物在酸性介质中放置，会很快水解。因此在洗涤后，应尽量压干，且在 1～2h 内将它转变为磺胺类化合物。

【注 6】 粗制的对乙酰氨基苯磺酰氯久置容易分解，甚至干燥后也不可避免。若要得到纯品，可将粗产物溶于温热的氯仿中，然后迅速转移到事先温热的分液漏斗中，分出氯仿层，在冰水浴中冷却后即可析出结晶。纯对乙酰氨基苯磺酰氯的熔点为 149℃。

【注 7】 为了省时间，这一步的粗产物可不必分出。若要得到产品，可在冰水浴中冷却，抽滤，用冰水洗涤，干燥即得。粗品用水重结晶，纯品熔点为 219～220℃。

【注 8】 对乙酰氨基苯磺酰胺在稀酸中水解成磺胺，后者又与过量的盐酸形成水溶性的盐酸盐，所以水解完成后，反应液冷却时应无晶体析出，由于水解前溶液中氨的含量不同，加 3.5mL 盐酸有时还不够，因此，在回流至固体全部消失前，应测一下溶液的酸碱性，若酸性不够，应补加盐酸继续回流一段时间。

【注 9】 用碳酸钠中和滤液中的盐酸时，有二氧化碳产生，故应控制加入速度并不断搅拌使其逸出。磺胺是两性化合物，在过量的碱溶液中也易变成盐类而溶解。故中和操作必须仔细进行，以免降低产量。

【注 10】 细菌培养时应防止细菌污染实验室及相关人员。

【注 11】 镊子放在实验台上前一定要进行最后一次灭菌。

思考题

1. 磺胺的合成由哪几步完成？
2. 磺胺为什么呈两性？
3. 以苯胺为原料进行苯环上的某些取代反应时，为什么常常要先进行酰化？

（金玉杰）

实验九 卵磷脂的提取及其组成鉴定
Extraction of Lecithin and Identification of Its Composition

一、实验目的

1. 掌握卵磷脂的提取方法。
2. 掌握卵磷脂的组成鉴定。
3. 巩固蒸馏、抽滤等基本操作。

二、实验原理

卵磷脂具有乳化分解油脂的作用，可增进血液的循环，清除过氧化物，使血液中的胆固醇及中性脂肪含量降低，可预防和治疗动脉硬化。同时，卵磷脂还具有改善记忆、健脑等作用。

卵磷脂存在于动物的各种组织细胞中，蛋黄中卵磷脂的含量较高，约8%。可根据它溶于乙醇、二氯甲烷而不溶于丙酮的性质，从蛋黄中分离得到。

卵磷脂可在碱性溶液中加热水解，水解后的产物为甘油、高级脂肪酸、磷酸和胆碱，可从水解液中检出这些组分。

卵磷脂的结构通式为

$$
\begin{array}{l}
\quad\quad\quad O \\
R_1-C-O-CH_2 \\
\quad\quad\quad\quad O \\
R_2-C-O-CH \quad\quad O \\
\quad\quad O \quad CH_2-O-P-OCH_2CH_2\overset{+}{N}(CH_3)_3 \\
\quad\quad\quad\quad\quad\quad O^-
\end{array}
$$

三、仪器和试剂

1. 仪器

研钵	布氏漏斗	试管	玻璃棒
吸滤瓶	量筒	漏斗	棉花
滴管	蒸馏装置		

2. 试剂

熟鸡蛋	95%乙醇	10%乙酸铅
无水乙醇	丙酮	1% $CuSO_4$
二氯甲烷	20% NaOH	硫酸
硝酸	5%钼酸铵试剂	碘化铋钾溶液
氨基萘酚磺酸溶液	石蕊试纸	

四、实验步骤

1. 卵磷脂的提取

取熟鸡蛋蛋黄一个，于研钵中研细。将20mL 95%乙醇分两次加入研钵中研磨。减压过滤，布氏漏斗上的滤渣经充分挤压滤干后，移入研钵中。再加 10mL 95％乙醇研磨，减压过滤，滤干后，合并两次滤液。如浑浊可再过滤一次【注 1】，将澄清滤液移入 50mL 圆底烧瓶中。

将上述提取液蒸馏除去乙醇，当圆底烧瓶内出现泡沫时，移去火焰，残余物加入 5mL 无水乙醇，振摇后继续蒸馏，当圆底烧瓶内再次出现泡沫时，停止蒸馏，得到黄色油状物。冷却后，加入 5mL 二氯甲烷，搅拌使油状物完全溶解【注 2】。在搅拌下慢慢加入 15mL 丙酮，即有卵磷脂析出，搅拌使其析出完全【注 3】（溶液倒入回收瓶内）。

2. 卵磷脂的水解及其组成鉴定

1）水解

在上述圆底烧瓶内加入 5mL 20％ NaOH，摇匀后放入沸水浴中加热 10min【注 4】，并用玻璃棒加以搅拌，促使卵磷脂水解。冷却后，在漏斗中用棉花过滤，滤液供下面鉴定用。

2）组成鉴定

脂肪酸的鉴定：取棉花上沉淀少许，加 1 滴 20％ NaOH 与 5mL 水，用玻璃棒搅拌使其溶解。在漏斗中用棉花过滤，得澄清液。以硝酸酸化后，加入 10％乙酸铅 2 滴【注 5】，观察溶液的变化。

甘油的鉴定：取试管一支，加入 1mL 1％ $CuSO_4$、2 滴 20％ NaOH，振摇，有氢氧化铜沉淀生成。加入 1mL 水解液振摇，观察现象【注 6】。

胆碱的鉴定：取水解液 1mL，滴加 H_2SO_4 使其酸化（用石蕊试纸检验），再加入 1 滴碘化铋钾溶液，观察现象【注 7】。

磷酸的鉴定：取试管一支，加 10 滴水解液，滴加硫酸使其酸化后，再加 5 滴 5％钼酸铵试剂，20 滴氨基萘酚磺酸溶液，振摇后加热，观察颜色的变化【注 8】。

【注 1】　第一次减压过滤，因刚析出的醇中不溶物很细，以及有少许水分，滤出物浑浊。放置后继续有沉淀析出，需合并滤液后，用布氏漏斗（无需换滤纸）反复滤清。

【注 2】　瓶壁上沾的油状物一定要用二氯甲烷将其溶解，否则会引入杂质。

【注 3】　搅动时析出的卵磷脂会黏附于玻璃棒上，成团状。

【注 4】　加热会促使胆碱分解，产生三甲胺的臭味。

【注 5】　加硝酸酸化，脂肪酸析出，溶液变浑浊。如加入乙酸铅后，有脂肪酸的铅盐生成，更加浑浊。

【注 6】　水解液中的甘油与氢氧化铜沉淀反应，生成绛蓝色的甘油铜，沉淀溶解。

【注 7】　碘化铋钾溶液为含有 $KI-BiI_3$ 复盐的有色溶液，与含氮的碱性化合物如胆碱生成砖红色的沉淀。

【注8】 钼酸铵经硫酸酸化为钼酸，钼酸与磷酸结合为磷钼酸，磷钼酸再与还原剂氨基萘酚磺酸作用，生成蓝色的溶液。

思考题

1. 蛋黄中的卵磷脂和脑磷脂如何分离？
2. 为什么卵磷脂具有乳化作用？
3. 减压过滤中如遇滤出物浑浊，如何处理？

（蔡玉兴）

实验十　核酸的分离及其组成的鉴定

Extraction of Nucleic Acid and Identification of Its Composition

一、实验目的

1. 掌握从花椰菜中提取核酸的方法。
2. 掌握核酸的组成鉴定。

二、实验原理

核酸包括 DNA 和 RNA，广泛存在于生物的细胞中。本实验从花椰菜中提取 DNA 和 RNA，然后鉴定其组成。花椰菜中的 DNA 和 RNA 大部分与蛋白质结合而形成核蛋白，核蛋白可被三氟乙酸或高氯酸沉淀，再用乙醇除去附着在沉淀上的脂类，最后用氯化钠溶液和高氯酸溶液分别提取 DNA 和 RNA。

由于核糖和脱氧核糖有特殊的颜色反应，可用来定性鉴定 DNA 和 RNA。脱氧核糖在浓酸中生成 ω-羟基-6-酮基戊醛，它和二苯胺作用生成蓝色物质；核糖与浓盐酸作用生成糖醛，后者能和 3，5-二羟基甲苯反应生成绿色复合物。

三、仪器和试剂

1. 仪器

研钵	烧杯	量筒	布氏漏斗
吸滤瓶	托盘天平		

2. 试剂

花椰菜	95％乙醇	5％ HClO₄
10％ NaCl	0.5mol/L HClO₄	苔黑酚
浓盐酸	丙酮	粗盐
二苯胺	细沙	

四、实验步骤

1. 核酸的提取与分离

称取 20g（精确至 0.1g）花椰菜的花冠，剪碎后置于研钵中，加入 20mL 95％乙醇和 0.4g 细沙，研磨成匀浆。用布氏漏斗抽滤，弃去滤液。在滤渣中加入 20mL 丙酮，搅拌后抽滤，弃去滤液。再在滤渣中加入 20mL 丙酮，搅拌后抽干，挤压滤渣，尽量除去丙酮。

在冰盐浴中将滤渣放在预冷的 20mL 5％ HClO₄ 中，搅拌后抽滤，弃去滤液。将滤渣放在 20mL 95％乙醇中，搅拌后抽滤，弃去滤液。滤渣中加入 20mL 丙酮，搅拌 5min，抽滤至干，用力挤压滤渣，尽量除去丙酮。将干燥的滤渣放在 40mL 10％ NaCl 中，在沸水浴中加热 15min，放置，冷却，抽滤至干，保留滤液。再将滤渣重新放在 10％ NaCl 溶液中重复操作一次，合并滤液，为提取物一。

将滤渣重新放在 20mL 0.5mol/L HClO₄ 中，加热到 70℃，保温 20min，抽滤，保留滤液作提取物二。

2. DNA、RNA 的定性鉴定

用二苯胺反应【注 1】和苔黑酚反应【注 2】鉴定提取物一和提取物二。

【注 1】 鉴定 DNA 可用二苯胺反应：含有脱氧核糖的 DNA 在酸性条件下和二苯胺在沸水浴中共热 10min 后，产生蓝色物质。

$$DNA + 浓 H_2SO_4 + \text{(二苯胺)} \xrightarrow{100℃} 蓝色物$$

【注 2】 鉴定 RNA 可用苔黑酚反应：含有核糖的 RNA 与浓盐酸、3,5-二羟基甲苯和 FeCl₃ 在沸水浴中加热 10～20min 后，生成绿色物质。DNA、蛋白质和多糖等物质对鉴定有干扰作用。

$$RNA + 浓 HCl + \text{(3,5-二羟基甲苯)} \xrightarrow[\text{FeCl}_3]{100℃} 绿色复合物$$

思考题

1. 提取过程中两次使用 $HClO_4$ 的目的是什么？
2. DNA、蛋白质和多糖等物质是如何干扰 RNA 鉴定的？

（蔡玉兴）

第五章 设计性实验

实验一 牛奶酸度和钙含量的测定

Determination of Content of Calcium and Acidity for Milk

一、实验目的

1. 设计牛奶酸度的测定方法。
2. 设计牛奶试样中钙含量的测定方法。

二、实验概述

通过测定牛奶的酸度即可确定牛奶的新鲜程度。牛奶的酸度一般以中和 100mL 牛奶所用 0.1mol/L NaOH 的体积（mL）来表示，牛奶的酸度随乳牛的品种、饲料、泌乳期的不同而略有差异，但一般均为 14～18°T【注】。如果牛奶放置时间过长，因细菌繁殖牛奶酸度会增高。因此牛奶的酸度是反映牛奶质量的一项重要指标。

牛奶试样用 EDTA 标准溶液滴定，即可测得牛奶中钙的含量。

三、仪器和试剂

请自行提出所需的各种仪器和试剂。

四、实验要求

（1）查阅有关文献资料（如食品分析手册），自行设计实验方案（测定牛奶的酸度和钙含量），拟订详细实验步骤，列出实验注意事项。

（2）根据拟订方案进行实验。实验过程中，还可根据实际情况对预定方案进行修正、改进，直至完成实验，记录实验现象，分析、处理实验数据。

（3）实验完成后，以小论文的形式撰写实验报告（论文格式参考有关科技期刊，要求打印）。

五、实验提示

1. 酸度的测定

(1) 滴定法。

(2) 酸度计法。

2. 钙含量的测定

(1) EDTA 溶液浓度的标定。

(2) 牛奶中钙含量的测定。

六、实验指导

(1) 牛奶的酸度测定可选用多种酸碱指示剂，由于牛奶试样本身为乳白色胶状溶液，选择时需考虑滴定终点指示剂变色是否敏锐。

(2) 钙离子可以用 EDTA 标准溶液直接滴定，但选择指示剂时需考虑滴定终点指示剂变色是否敏锐。

(3) 由于牛奶所含水分在称样过程中要挥发，影响称量的准确性，因此称量要快。一般可先称出锥形瓶质量，将牛奶加入锥形瓶中，再尽快称出锥形瓶和牛奶的质量。

【注】 滴定酸度（°T）是指以酚酞作指示剂，中和 100mL 牛奶中的酸所需 0.1mol/L NaOH标准溶液的体积（mL）。

思考题

1. 实验中样品测定前需如何预处理？

2. EDTA 滴定牛奶中 Ca^{2+} 的原理是什么？如何消除 Fe^{3+}、Al^{3+} 的干扰？

（陈聪颖）

实验二　海产品中碘含量的测定
Determination of Content of Iodine in Seafood

一、实验目的

1. 设计海产品中碘含量的测定方法。

2. 了解食品中碘含量的测定方法。

二、实验概述

碘是人类必需的营养元素，它是合成甲状腺素的重要原料，甲状腺素在促进机体的新陈代谢、人体的生长发育等方面起着十分重要的作用。如果缺乏甲状腺素，就会引起甲状腺肿大和地方性呆小病，影响神经系统与智力的发育。但长期过量摄入碘，反而会影响甲状腺对碘的吸收，造成甲状腺肿大。因此，食物中碘的测定在营养学上具有重要意义。

常量的碘一般用碘量法测定，但食品中碘含量较少，而且部分碘以有机态存在，无法用常量法测定。微量碘的测定方法是样品在碱性条件下灰化，碘被有机物还原成 I^-，I^- 与碱金属离子结合成碘化物，碘化物在酸性条件下与重铬酸钾作用，定量析出碘。当用有机溶剂萃取时，碘溶于有机溶剂中呈粉红色，颜色深浅与其含量成正比，故可用分光光度法测定。

离子反应如下：

$$Cr_2O_7^{2-} + 6I^- + 14H^+ \longrightarrow 2Cr^{3+} + 3I_2 + 7H_2O$$

三、仪器和试剂

请自行提出所需的各种仪器和试剂。

四、实验要求

（1）查阅有关文献资料（如《中华人民共和国药典》、食品分析手册及食品科学方面的期刊），自行设计实验方案（测定两种含碘食品，如海带、紫菜等海产品），拟订详细实验步骤，列出实验注意事项。

（2）根据拟订方案进行实验。实验过程中，还可根据实际情况对预定方案进行修正、改进，直至完成实验，记录实验现象，分析、处理实验数据。

（3）实验完成后，以小论文的形式撰写实验报告（论文格式参考有关科技期刊，要求打印）。

五、实验提示

（1）样品的前处理。

（2）绘制吸收曲线及标准工作曲线。

（3）碘的含量测定。

六、实验指导

1. 样品的灰化

样品灰化时，一定要使样品与碱充分接触。粉状的样品可以用粉状碱充分混合。如果是块状样品，应用浓碱液浸泡，再进行高温处理。

2. 标准溶液的配制

由于 KI 的纯度无法准确知道，因而无法直接配制成标准溶液。可以用较纯的 KIO_3 进行配制，再用维生素 C 等还原剂处理成 I^-，也可以用 KI 配制后先用滴定法对总碘进行测定，再进行稀释。

3. 分光光度计测定

单质碘如果没有过量 I^- 保护，则在水溶液中很容易挥发，而且水溶液中干扰较多，故可把单质碘萃取到有机溶剂中进行比色。

思考题

食品中碘含量还可用砷铈催化分光光度法进行测定，原理是什么？操作中注意事项有哪些？

（陈聪颖）

实验三　肉制品中亚硝酸盐含量的测定

Determination of Content of Nitrite in Meat Product

一、实验目的

1. 设计肉制品中亚硝酸盐含量的测定方法。

2. 了解食品中亚硝酸盐含量的测定方法。

二、实验概述

亚硝酸盐在肉制品加工中起发色和防腐作用，常用作发色剂，但过多使用对人体有害。亚硝酸盐与仲胺反应生成具有致癌作用的亚硝胺，人类的食道癌、胃癌、肝癌、鼻咽癌、膀胱癌等疾病都与亚硝胺有关。亚硝酸盐还会引起正常血红蛋白（二价铁）转变成高铁血红蛋白（三价铁）而失去携氧功能，导致组织缺氧。不仅如此，低剂量的亚硝酸盐进入孕妇体内后，还可以通过胎盘进入胎儿体内，影响胎儿的生长发育，甚至致畸。因此，世界各国已把亚硝酸盐作为肉制品卫生检测的重要指标。

亚硝酸盐的测定方法很多，有分光光度法、传感器法、发光分析法、气相色谱法、液相色谱法、电极法、电导法及试纸法等。国家标准公认的测定方法为盐酸萘乙二胺比色法。

样品经沉淀蛋白质、去除脂肪后，提取亚硝酸盐，在酸性条件下，亚硝酸盐与对氨基苯磺酸发生重氮化反应后，再与盐酸萘乙二胺偶合变成紫红色，于波长 540nm 处测定其吸光度，与标准曲线比较定量。

三、仪器和试剂

请自行提出所需的各种仪器和试剂。

四、实验要求

（1）查阅有关文献资料（如食品分析手册，食品分析方面的期刊），自行设计实验方案，拟订详细实验步骤，列出实验注意事项。

（2）本实验测定午餐肉和红肠中亚硝酸盐的含量。

（3）根据拟订方案进行实验。实验过程中，还可根据实际情况对预定方案进行修正、改进，直至完成实验，记录实验现象，分析、处理实验数据。

（4）实验完成后，以小论文的形式撰写实验报告（论文格式参考有关科技期刊，要求打印）。

五、实验提示

（1）样品的前处理。

（2）绘制标准工作曲线。

（3）测定样品中亚硝酸钠的含量。

（4）回收率实验。

六、实验指导

1. 样品处理

将肉制品绞碎混匀，称取 5.0g 试样，置于 50mL 烧杯中，加入 12.5mL 硼砂饱和溶液，不断搅拌均匀。用 300mL 70℃的热水分三次将加入硼砂溶液的试样洗入 500mL 的锥形瓶中，置于沸水浴中加热 15min，取出后冷却至室温，加入 5.0mL 亚铁氰化钾溶液，摇匀，放置 0.5h，除去上层脂肪。清液用滤纸过滤，滤液备用。

2. 绘制标准工作曲线

准确量取 0.00mL、0.20mL、0.40mL、0.60mL、0.80mL、1.00mL、2.00mL 亚硝酸钠标准溶液（约 5.0g/mL），分别置于 50mL 容量瓶中。分别加入 2mL 对氨基苯磺酸溶液，混匀，静置 5min 后各加入 1mL 盐酸萘乙二胺溶液（2g/L），稀释至刻度，混匀，静置 15min。用 UV-2000 分光光度计测定。绘制标准工作曲线。

3. 样品中亚硝酸钠含量的测定

将经过处理的试样 40mL，与标准系列溶液进行相同处理后进行测定，读取的吸光度与标准曲线比较定量。

思考题

1. 亚硝酸盐的检测方法还有哪些？有何特点？
2. 红烧类肉制品在亚硝酸盐提取后的处理方法与普通肉制品有何不同？

（谢一凡）

实验四　新鲜蔬菜中 β-胡萝卜素的提取、分离和测定

Extraction，Separation and Determination of β-Carotene in Fresh Vegetables

一、实验目的

1. 设计从新鲜胡萝卜中提取、分离 β-胡萝卜素的方法。

2. 掌握应用分光光度法测定 β-胡萝卜素的含量。

二、实验概述

胡萝卜素是自然界中普遍存在的天然色素，尤其是 β-胡萝卜素，广泛存在于植物的叶、茎、果实中，如胡萝卜、地瓜、菠菜、辣椒中含量较丰富。β-胡萝卜素是维生素 A 的前体，具有类似维生素 A 的活性。胡萝卜素有 α、β、γ 异构体，其中 β-胡萝卜素生理活性最强。β-胡萝卜素是一种抗氧化剂，具有解毒作用，是维护人体健康不可缺少的营养素，在增强机体免疫功能、抗癌、预防心血管疾病等方面具有重要作用。β-胡萝卜素的结构如下：

β-胡萝卜素是含有 11 个共轭双键的长链多烯化合物，它的 $\pi \rightarrow \pi^*$ 跃迁吸收带处于可见光区，所以纯 β-胡萝卜素是橘红色晶体。其化学性质不稳定，易在光照和加热时发生氧化反应。

胡萝卜素不溶于水，可溶于有机溶剂，因此，植物中的胡萝卜素可以用有机溶剂来提取。但有机溶剂也能同时提取植物中的叶黄素、叶绿素等成分，对测定会产生干扰，需要用适当方法加以分离。本实验采用柱层析法将提取液中 β-胡萝卜素分离出来，经分离提纯的 β-胡萝卜素含量可以直接用分光光度法测定。

三、仪器和试剂

请自行提出所需的各种仪器和试剂。

四、实验要求

（1）查阅有关文献资料（如中国科技期刊数据库中天然产物的提取与分离方面的期刊），自行设计实验方案（从新鲜胡萝卜中提取、分离 β-胡萝卜素，并测定其含量），拟订详细实验步骤，列出实验注意事项。

（2）根据拟订方案进行实验。实验过程中，还可根据实际情况对预定方案进行修正、改进，直至完成实验，记录实验现象，分析、处理实验数据。

（3）实验完成后，以小论文的形式撰写实验报告（论文格式参考有关科技期刊，要求打印）。

五、实验提示

(1) β-胡萝卜素的提取。
(2) 柱层析分离。
(3) 绘制吸收曲线、标准工作曲线。
(4) 测定 β-胡萝卜素的含量。

六、实验指导

1. β-胡萝卜素的提取

将新鲜胡萝卜粉碎，称取 20g，加 10mL 丙酮-石油醚（1∶1，体积比）混合溶剂，于研钵中研磨数分钟，将混合溶剂滤入预先盛有 50mL 蒸馏水的分液漏斗中，残渣继续用 10mL 混合溶剂研磨，过滤，如此反复直到浸提液无色为止，合并浸提液，用 2×20mL 蒸馏水洗涤，将洗涤后的水溶液合并，用 10mL 石油醚萃取水溶液，与前浸提液合并供柱层析分离。

2. 柱层析分离

柱层析时，固定相为中性氧化铝；流动相为石油醚-丙酮（9∶1，体积比）。

3. β-胡萝卜素含量的测定

绘制 β-胡萝卜素的吸收曲线（测定 400～600nm 的吸收），用标准品绘制标准工作曲线，测定样品的吸光度，得到 β-胡萝卜素的含量。

参考数据：β-胡萝卜素 481（123027），453（141254）。

思考题

1. β-胡萝卜素的提取可选用哪些溶剂？为什么？
2. 在 β-胡萝卜素的分光光度测定时，如何稀释样品？

（谢一凡）

实验五　乙酰水杨酸的合成、鉴定、含量测定和复方阿司匹林的成分分析

Synthesis，Identification of Acetyl Salicylic Acid and Determination of Its Content & Component Analysis of APC

一、实验目的

1. 设计乙酰水杨酸的合成、鉴定和含量测定方法。
2. 设计阿司匹林药片中乙酰水杨酸含量的测定方法。

二、实验概述

阿司匹林（aspirin）是国内外广泛使用的解热镇痛药，具有解热、镇痛、抗炎及抗风湿作用，此外，它还能抑制血小板聚集，预防与治疗缺血性心脏病，防止血栓症和中风等，故可用于预防脑血栓、心梗等常见老年病的发生。阿司匹林的主要成分是乙酰水杨酸，可通过水杨酸和乙酸酐合成制得。

由于乙酰化反应不完全，在产物中可能含有水杨酸，它可以在各步纯化过程和产物的重结晶过程中被除去。因乙酰水杨酸中没有酚羟基，故不与 $FeCl_3$ 显色。利用这个性质，产品纯度可采用 $FeCl_3$ 溶液检验。

乙酰水杨酸是有机弱酸，其酸解离常数为 $K_a = 1 \times 10^{-3}$，可以用酸碱滴定法进行定量分析，也可用紫外分光光度法测定其含量。合成产品的分析较为简单，但阿司匹林药片中一般都添加一定量的赋形剂，如硬脂酸镁、淀粉等不溶物，在冷乙醇中不易溶解。因此对阿司匹林药片中乙酰水杨酸含量的测定不能直接滴定，但可利用乙酰水杨酸在强碱溶液中溶解并分解为水杨酸和乙酸盐的特点，采用 HCl 返滴定进行测定。反应方程式为

在这一滴定反应中，1mol 乙酰水杨酸消耗 2mol NaOH。

三、仪器和试剂

请自行提出所需的各种仪器和试剂。

四、实验提示

1. 乙酰水杨酸的合成
2. 乙酰水杨酸的鉴定
3. 自制乙酰水杨酸含量的测定
(1) 紫外分光光度法。
(2) 酸碱滴定法。
4. 药片中乙酰水杨酸含量的测定

五、实验要求

(1) 查阅有关文献资料(如《中华人民共和国药典》、药物分析和药物合成方面的期刊),自行设计实验方案(合成并鉴定乙酰水杨酸,测定自制和药片中乙酰水杨酸的含量),拟订详细实验步骤,列出实验注意事项。

(2) 根据拟订方案进行实验。实验过程中,还可根据实际情况对预定方案进行修正、改进,直至完成实验,记录实验现象,分析、处理实验数据。

(3) 实验完成后,以小论文的形式撰写实验报告(论文格式参考有关科技期刊,要求打印)。

六、实验指导

1. 制备乙酰水杨酸

将 2g 水杨酸置于 50mL 干燥的锥形瓶(或大试管)里,慢慢加入 5mL 乙酐(注意将瓶壁上所沾的水杨酸冲到瓶底),再滴加 85% 浓磷酸 5 滴,混匀后,将混合物在 80~90℃ 的热水浴【注 1】中加热 15min 左右,并不断搅拌。反应结束后取出锥形瓶,并立即加入 2mL 水使过量的乙酐水解,由于水解反应剧烈,产生的热量可能使反应物沸腾。等反应缓和后倒入小烧杯中,再加入 20mL 水【注 2】并在冰水浴中冷却,直到析出结晶为止【注 3】(用玻璃棒剧烈搅拌,使更多的结晶析出)。白色结晶析出后,再加入 10~15mL 冰水,让它彻底冷却,使结晶析出完全,然后进行减压过滤。

将已抽干的粗制乙酰水杨酸放在一个干净小烧杯中，加入 3mL 乙醇（95%），在水浴中温热使其溶解（如不溶则再加少许乙醇），再加入 6～7mL 蒸馏水，继续加热 1min，取下，在冰水浴中冷却使结晶完全析出后抽滤，用少量蒸馏水洗涤晶体，抽干，从布氏漏斗中取出少许精制品，用 $FeCl_3$ 溶液检验（纯度如未达到要求，应继续洗涤），产品检验合格后，干燥，称重并计算产率。

2. 鉴定乙酰水杨酸

在 SGW X-4 显微熔点仪上测定熔点，纯乙酰水杨酸的熔点为 133～135℃。乙酰水杨酸易受热分解，因此熔点不很明显，它的分解温度为 128～135℃，测定熔点时，应将热载体加热至 120℃左右，然后放入样品测定。

3. 紫外分光光度法测定乙酰水杨酸含量

称取 0.1g（精确至 0.1mg）乙酰水杨酸标准品于 100mL 烧杯中，加入 95% 乙醇 10mL，溶解后，转移至 100mL 容量瓶中，加入蒸馏水稀释至刻度。

分别移取 4.00mL、6.00mL、8.00mL、10.00mL、12.00mL 上述标准液于五只 100mL 容量瓶中，用蒸馏水稀释至刻度，计算各标准溶液的浓度（mg/mL）。

用 UV-2000 分光光度计在 250～290nm 内扫描任一标准溶液的紫外吸收光谱，记录最大吸收波长 λ_{max}，在此最大吸收波长下测定各标准溶液的吸光度 A，绘制标准工作曲线。

准确称取本实验合成的乙酰水杨酸 0.1g（精确至 0.1mg），加 10mL 95% 乙醇溶解后移至 100mL 的容量瓶中，用蒸馏水定容，移取 8.0mL 该溶液至 100mL 容量瓶中，用蒸馏水定容，测定此溶液的吸光度。从标准工作曲线上查得该溶液的浓度，计算乙酰水杨酸的含量。

$$m_{乙酰水杨酸}＝乙酰水杨酸浓度\times\frac{100}{8}\times100$$

$$w_{乙酰水杨酸}＝\frac{m_{乙酰水杨酸}}{m_{样品}}\times100\%$$

4. 酸碱滴定法测定乙酰水杨酸含量

称取试样 0.3～0.35g（精确至 0.1mg），置于干燥的锥形瓶中，加 20mL 乙醇，使乙酰水杨酸溶解，加入 2～3 滴酚酞指示剂，用 NaOH 标准溶液（约 0.1mol/L）滴定，当溶液由无色变至刚出现粉红色且 30s 不褪时，即为终点。平行测定三次。计算乙酰水杨酸的含量。

5. 药片中乙酰水杨酸含量的测定

将阿司匹林药片研成粉末后，称取 0.3g（精确至 0.1mg）药粉于 250mL 锥形瓶中，用移液管准确加入 25.00mL NaOH 标准溶液（约 0.5mol/L），加蒸馏水 20mL，振摇后，水浴加热 15min，迅速用流水冷却，将锥形瓶中的溶液转移至 100mL 容量瓶中，用蒸馏水稀释至刻度并摇匀。

准确移取上述试液 10.00mL 于 250mL 锥形瓶中，加蒸馏水 20mL，加入 2～3 滴酚酞指示剂，用 HCl 标准溶液（约 0.1mol/L）滴定，当溶液的颜色从红色变为无色时，即为终点，平行测定三次。计算药片中乙酰水杨酸的含量。

【注 1】 反应温度不宜过高，超过 90℃ 就有副反应发生。

【注 2】 合成反应中加入的乙酐是过量的，反应后有乙酸生成，而乙酰水杨酸能溶于浓乙酸溶液中，故需加水稀释使之析出，所以加水的目的既是为了分解过量的乙酐，又是为了稀释乙酸溶液。

【注 3】 反应产物有时并不立即生成白色针状或片状结晶，可能为白色粉末状沉淀，甚至为油状物。油状物是乙酐和乙酰水杨酸的混合物，待搅动乙酐水解后，乙酰水杨酸就会析出。

思考题

1. 制备乙酰水杨酸可选用哪些乙酰化试剂？各有什么优缺点？
2. 乙酰水杨酸的含量测定有哪些方法？制备的乙酰水杨酸和药片中乙酰水杨酸含量的测定方法有何不同？为什么？

（杨宇辉）

实验六　以人发为原料制备 L-胱氨酸

Preparation of L-Cystine from Hair

一、实验目的

1. 设计以人发为原料制备 L-胱氨酸的方法。

2. 了解从天然产物中制备氨基酸的方法。

二、实验概述

人发是天然的角蛋白，是由多种 α-氨基酸组成的复合体，角蛋白在酸性条件下水解，可得到氨基酸混合液，其中 L-胱氨酸的含量最高，约占各种 α-氨基酸总量的 18%。L-胱氨酸具有促进机体细胞氧化和还原机能，增加白细胞和阻止病原菌发育等作用，临床上可用于治疗各种脱发症，也可用于治疗痢疾、伤寒、流感等急性传染病。

本实验使用已洗净并干燥的人发，先用酸水解，然后调节 pH 至 L-胱氨酸等电点附近，L-胱氨酸从水解液中沉淀出来，经精制得到结晶。

制备过程如下：

$$毛发 \xrightarrow[烘干]{洗涤} \xrightarrow[\triangle]{HCl\,水解} \xrightarrow{中和} L\text{-}胱氨酸粗品 \xrightarrow{精制} 产品$$

三、仪器和试剂

请自行提出所需的各种仪器和试剂。

四、实验要求

（1）查阅有关文献资料（如有机化合物制备方面的期刊），自行设计实验方案（以人发制备 L-胱氨酸），拟订详细实验步骤，列出实验注意事项。

（2）根据拟订方案进行实验。实验过程中，还可根据实际情况对预定方案进行修正、改进，直至完成实验，记录实验现象，分析、处理实验数据。

（3）实验完成后，以小论文的形式撰写实验报告（论文格式参考有关科技期刊，要求打印）。

五、实验提示

（1）人发的净化（除去油脂和固体杂质）。
（2）粗 L-胱氨酸的制备。
（3）提纯脱色。
（4）产品检验。

六、实验指导

1. 原料的处理

用洗洁精洗去头发上的油脂，烘干后备用。

2. 酸解

在 30% HCl 中，边搅拌边加热至 110℃左右，水解 8h。用缩二脲反应检验是否水解完全。

3. 中和

用 10% NaOH 中和酸解液至 L-胱氨酸的等电点附近，中和时，保持温度在 50℃左右，得到 L-胱氨酸粗品。

4. 精制

粗产品用活性炭脱色，氨水中和，冷却后析出晶体，洗涤、抽滤后得到产品。干燥后称量，计算产率。

5. 纯度鉴定

1) 测定熔点和旋光度

纯 L-胱氨酸的熔点为 260～262℃，$[\alpha]_D^{20} = -216°$（$c = 0.69$，1mol/L HCl）。

2) 纸层析

称取适量胱氨酸样品与对照品，配成相同浓度的溶液，用纸层析法检验产品的纯度。纸层析条件为：以苯酚和水混合液（7∶3，体积比）为展开剂，用 0.5% 茚三酮-丙酮溶液显色。产品在色谱图上应为单一斑点，R_f 值与对照品相同。

思考题

哪些因素会影响制备 L-胱氨酸的产率？

（金玉杰）

实验七　N-乙酰-β-D-氨基葡萄糖苷酶底物的合成及临床应用

Synthesis and Clinical Application of Substrate of N-Acetyl-β-D-Glucosaminidase

一、实验目的

1. 设计 N-乙酰-β-D-氨基葡萄糖苷酶（NAG）底物的合成方法。

2. 掌握测定 NAG 活性的方法。

二、实验概述

N-乙酰-β-D-氨基葡萄糖苷酶是一种位于溶酶体内的酸性水解酶。无法由肾小球滤过，其在肾小管酶体中含量很高。肾小管受损时，尿中的 NAG 含量增高，NAG 是肾小管受损的标志物。

底物对硝基苯基-N-乙酰-β-D-氨基葡萄糖苷经 NAG 水解，生成黄色的对硝基苯酚，对硝基苯酚的含量与 NAG 的活性成正比。通过分光光度法检测水解生成的对硝基苯酚，可以确定 NAG 的活性。

制备对硝基苯基-N-乙酰-β-D-氨基葡萄糖苷可采用下面的合成路线。

三、仪器和试剂

请自行提出所需的各种仪器和试剂。

四、实验要求

（1）查阅有关文献资料（如医学检验方面的期刊），自行设计实验方案（合成 NAG 底物，并测定尿样中 NAG 的活性），拟订详细实验步骤，列出实验注意事项。

（2）根据拟订方案进行实验。实验过程中，还可根据实际情况对预定方案进行修正、改进，直至完成实验，记录实验现象，分析、处理实验数据。

（3）实验完成后，以小论文的形式撰写实验报告（论文格式参考有关科技期刊，要求打印）。

五、实验提示

（1）对硝基苯基-N-乙酰-β-D-氨基葡萄糖苷的制备。
（2）NAG 活性的测定。

六、实验指导

1. 对硝基苯基-N-乙酰-β-D-氨基葡萄糖苷的制备

1）氯化四乙酰-α-D-氨基葡萄糖的制备

称取干燥粉末状的 N-乙酰-D-氨基葡萄糖 25g（精确至 0.1g）置于圆底烧瓶中，加入乙酰氯 50mL，室温回流反应 24h，得棕黄色溶液。在圆底烧瓶中加入二氯甲烷 500mL，将二氯甲烷溶液倒入锥形瓶中，加入适量 0.5mol/L NaOH 搅拌，调节溶液 pH 到 7 左右，用分液漏斗分出二氯甲烷溶液，用无水 Na_2SO_4 干燥，过滤，减压蒸馏除去溶剂，得到糖浆状粗产品。

2）对硝基苯基-四乙酰-β-D-氨基葡萄糖苷的制备

在上述制备的氯化四乙酰-α-D-氨基葡萄糖的反应瓶中加入对硝基苯酚 24g（精确至 0.1g）、丙酮 300mL、1mol/L NaOH 165mL，室温搅拌过夜，可见大量针状晶体析出，过滤收集晶体，用甲醇洗涤，干燥，得对硝基苯基-四乙酰-β-D-氨基葡萄糖苷。其熔点为 236～239℃，$[\alpha]_D^{20}$ 为－47°（吡啶）。

3）对硝基苯基-N-乙酰-β-D-氨基葡萄糖苷的制备

称取对硝基苯基-四乙酰-β-D-氨基葡萄糖苷晶体 10g（精确至 0.1g）于圆底烧瓶中，加入 250mL 无水甲醇，37℃水浴加热 5min，再加 10mL 1mol/L 甲醇钠-甲醇溶液，搅拌到全部溶解，瞬间析出大量针状晶体，继续搅拌 0.5h，收集白色针状晶体。其熔点为 210～212℃，$[\alpha]_D^{20}$ 为－15°（水）。

2. NAG 活性的测定

采用 UV-2000 分光光度计，于波长 405nm、温度 37℃时，测定样品的吸光度。

（1）绘制标准曲线。

	测定管	对照管	标准酶
新鲜尿液【注1】【注2】	0.2mL	0.2mL	0.2mL
37℃水浴 3min			
NAG 底物溶液（已预温）	1mL	—	1mL
硼酸缓冲溶液（pH 9.8）	—	4mL	—
混匀，37℃水浴 30min			
硼酸缓冲溶液（pH 9.8）	4mL	—	4mL
NAG 底物溶液	—	1mL	—
混匀，定容至 400mL，用对照管校零，读 A 值。			

（2）测定尿样中 NAG 的活性。从标准曲线中得到尿样中 NAG 的活性浓度。

$$未知酶活性浓度(U/L)=标准酶活性浓度\times\frac{A_{未知酶}}{A_{标准酶}}$$

【注1】　正常尿液 NAG 的活性小于 18.5U/L。

【注2】　正常尿液 NAG 的活性小于 1.5U/mmol Cr。

思考题

N-乙酰-β-D-氨基葡萄糖苷酶底物的合成中哪步反应最为关键？

（蔡玉兴）

实验八　甘氨酰脯氨酸二肽氨基肽酶底物的合成及临床应用
Synthesis and Clinical Application of Substrate of Glycyl Proline Dipeptidyl Aminoeptidase

一、实验目的

1. 设计甘氨酰脯氨酸二肽氨基肽酶（GPDA）底物的合成方法。
2. 掌握测定 GPDA 活性的方法。

二、实验概述

甘氨酰脯氨酸二肽氨基肽酶（GPDA）能特异性地水解 N-末端第二位为脯

氨酸所形成的肽键，其生理意义主要是水解血液中来自胶原的多肽，某些疾病因胶原代谢的变化可能改变血清中此酶的活性。由上皮细胞或间充质分化而产生的癌组织中常含有胶原酶，它能分解癌组织周围的胶原，因而，GPDA 的活性可能与癌的浸润与扩散有关。研究表明，血清中 GPDA 的活性在肝胆疾病时升高，在肝癌患者中升高尤为明显；在胃癌血清中该酶活力下降。所以，测定血清GPDA活性在原发性肝癌与胃癌诊断中具有重要价值。

血清中 GPDA 催化甘氨酰脯氨酰对硝基苯胺对甲苯磺酸盐水解，生成黄色的对硝基苯胺，对硝基苯胺的含量与 GPDA 的活性成正比。通过分光光度法检测水解生成的对硝基苯胺，可以确定 GPDA 的活性。

制备甘氨酰脯氨酰对硝基苯胺对甲苯磺酸盐可采用下面的合成路线。

三、仪器和试剂

请自行提出所需的各种仪器和试剂。

四、实验要求

（1）查阅有关文献资料（如医学检验方面的期刊），自行设计实验方案（合成 GPDA 底物，并测定 GPDA 的活性），拟订详细实验步骤，列出实验注意事项。

（2）根据拟订方案进行实验。实验过程中，还可根据实际情况对预定方案进行修正、改进，直至完成实验，记录实验现象，分析、处理实验数据。

（3）实验完成后，以小论文的形式撰写实验报告（论文格式参考有关科技期刊，要求打印）。

五、实验提示

（1）甘氨酰脯氨酰对硝基苯胺对甲苯磺酸盐的制备。

（2）GPDA 活性的测定。

六、实验指导

1. 甘氨酰脯氨酰对硝基苯胺对甲苯磺酸盐的制备

（1）N-叔丁氧酰基甘氨酰脯氨酰对硝基苯胺的制备

取脯氨酰对硝基苯胺氢溴酸盐 10g 置于 250mL 圆底烧瓶中，加入 N-叔丁氧酰基甘氨酸 7g、1-羟基苯并三氮唑 5g、N,N'-二环己基碳酰亚胺 8g 和 1,4-二氧六环溶液 200mL，置于冰浴中搅拌反应过夜。过滤，滤液浓缩至干，加入适量乙酸乙酯溶解，分别以 5％柠檬酸溶液、饱和 NaCl 溶液洗涤，有机相用无水 Na_2SO_4 干燥，过滤，浓缩物用正己烷重结晶，得淡黄色固体。

（2）甘氨酰脯氨酰对硝基苯胺对甲苯磺酸盐的制备

上述制备的 N-叔丁氧酰基甘氨酰脯氨酰对硝基苯胺中加入对甲苯磺酸 4.5g，四氢呋喃 200mL，室温搅拌过夜。减压浓缩，乙醇重结晶，得白色晶体。其熔点为 217～218.5℃。

2. GPDA 活性的测定

用 UV-2000 分光光度计，于波长 405nm、温度 37℃时，采用连续监测法，每 15s 读 1 次吸光度（A）直至 10min，监测 12～16 点速率变化。酶活力计算公式如下：

$$\text{GPDA 的酶活力} = \Delta A \times \frac{10^6}{\varepsilon} \times \frac{V_T}{V_S}$$

式中，V_T 为反应总体积；V_S 为样品体积；ε 为反应物对硝基苯胺在规定条件的摩尔吸光系数。

思考题

合成多肽有哪些方法？各有什么优缺点？

（蔡玉兴）

实验九　有机化合物的结构鉴定
Structural Identification of Organic Compounds

一、实验目的

1. 设计未知有机化合物的结构鉴定方法。
2. 培养学生综合运用基本性质分析问题、解决问题的能力。

二、仪器和试剂

请自行提出所需的各种仪器和试剂。

三、实验要求

(1) 查阅有关文献资料（如有机分析及结构鉴定方面的期刊），自行设计未知有机化合物的结构鉴定方案，拟订详细实验步骤，列出实验注意事项。

(2) 根据拟订方案进行实验。实验过程中，还可根据实际情况对预定方案进行修正、改进，直至完成实验，记录实验现象，分析、处理实验数据。

(3) 实验完成后，以小论文的形式撰写实验报告（论文格式参考有关科技期刊，要求打印）。

四、实验提示

系统复习有机化合物物理常数的测定方法（如熔点、沸点的测定，折光率的测定等）、有机化合物的基本性质实验，完成对未知样品的结构鉴定。

五、实验指导

(1) 观察样品性状。
(2) 溶解性试验。
(3) 酸碱性试验。
(4) 物理常数测定。
(5) 根据测得的物理常数，可查阅有机化合物物理常数表（参见附录十、十一），初步确定样品的化合物类别，并据此设计化学分析官能团的方法。

 （6）按设计的化学分析方法，逐项进行官能团的鉴别试验。

 （7）解析该样品的 UV、IR 和 NMR 谱。

 （8）根据实验结果和光谱数据，推测该样品的结构式。

思考题

 简述有机化合物的结构鉴定方法。

（蔡玉兴）

附 录

附录一 相对原子质量

元素名称	符号	相对原子质量	元素名称	符号	相对原子质量
锕	Ac	(227)	氟	F	19.00
银	Ag	107.9	铁	Fe	55.85
铝	Al	26.98	镄	Fm	(257)
镅	Am	(243)	钫	Fr	(223)
氩	Ar	39.95	镓	Ga	69.72
砷	As	74.92	钆	Gd	157.3
砹	At	(210)	锗	Ge	72.63
金	Au	197.0	氢	H	1.008
硼	B	10.81	氦	He	4.003
钡	Ba	137.3	铪	Hf	178.5
铍	Be	9.012	汞	Hg	200.6
铋	Bi	209.0	钬	Ho	164.9
锫	Bk	(247)	碘	I	126.9
溴	Br	79.90	铟	In	114.8
碳	C	12.01	铱	Ir	192.2
钙	Ca	40.08	钾	K	39.10
镉	Cd	112.4	氪	Kr	83.80
铈	Ce	140.1	镧	La	138.9
锎	Cf	(251)	锂	Li	6.941
氯	Cl	35.45	镥	Lu	175.0
锔	Cm	(247)	铹	Lr	(260)
钴	Co	58.93	钔	Md	(258)
铬	Cr	52.00	镁	Mg	24.31
铯	Cs	132.9	锰	Mn	54.94
铜	Cu	63.55	钼	Mo	95.94
镝	Dy	162.5	氮	N	14.01
铒	Er	167.3	钠	Na	22.99
锿	Es	(254)	铌	Nb	92.91
铕	Eu	152.0	钕	Nd	144.2

续表

元素名称	符号	相对原子质量	元素名称	符号	相对原子质量
氖	Ne	20.18	钪	Sc	44.96
镍	Ni	58.69	硒	Se	78.96
锘	No	(259)	硅	Si	28.09
镎	Np	(237)	钐	Sm	150.4
氧	O	16.00	锡	Sn	118.7
锇	Os	190.2	锶	Sr	87.62
磷	P	30.97	钽	Ta	180.9
镤	Pa	231.0	铽	Tb	158.9
铅	Pb	207.2	锝	Tc	98.91
钯	Pd	106.4	碲	Te	127.6
钷	Pm	(145)	钍	Th	232.0
钋	Po	(209)	钛	Ti	47.87
镨	Pr	140.9	铊	Tl	204.4
铂	Pt	195.1	铥	Tm	168.9
钚	Pu	(244)	铀	U	238.0
镭	Ra	(226)	钒	V	50.94
铷	Rb	85.47	钨	W	183.8
铼	Re	186.2	氙	Xe	131.3
铑	Rh	102.9	钇	Y	88.91
氡	Rn	(222)	镱	Yb	173.1
钌	Ru	101.1	锌	Zn	65.38
硫	S	32.06	锆	Zr	91.22
锑	Sb	121.8			

注：本表带括号的相对原子质量是放射性元素的同位素的相对原子质量。

附录二　常用缓冲溶液的配制及其 pH

溶液名称	配制方法	pH
氯化钾-盐酸	13.0mL 0.2mol/L HCl 与 25.0mL 0.2mol/L KCl 混合均匀后，加水稀释至 100mL	1.7
氨基乙酸-盐酸	在 500mL 水中溶解氨基乙酸 150g，加 480mL 浓盐酸，再加水稀释至 1L	2.3
一氯乙酸-氢氧化钠	在 200mL 水中溶解 2g 一氯乙酸后，加 40g NaOH，溶解完全后再加水稀释至 1L	2.8
甘氨酸-盐酸	50mL 0.2mol/L 甘氨酸与 8.2mL 0.2mol/L HCl 混合均匀后，加水稀释至 200mL	3.2
邻苯二甲酸氢钾-盐酸	25.0mL 0.2mol/L 邻苯二甲酸氢钾溶液与 6.0mL 0.1mol/L HCl 混合均匀后，加水稀释至 100mL	3.6

续表

溶液名称	配制方法	pH
柠檬酸-柠檬酸钠	13.1mL 0.1mol/L 柠檬酸溶液和 6.9mL 0.1mol/L 柠檬酸钠溶液混合均匀	4.0
乙酸-乙酸钠	3.7mL 0.2mol/L NaAc 溶液和 6.3mL 0.3mol/L HAc 溶液混合均匀	4.4
邻苯二甲酸氢钾-氢氧化钠	25.0mL 0.2mol/L 邻苯二甲酸氢钾溶液与 17.5mL 0.1mol/L NaOH 混合均匀，加水稀释至 100mL	4.8
六亚甲基四胺-盐酸	在 200mL 水中溶解六亚甲基四胺 40g，加浓盐酸 10mL，再加水稀释至 1L	5.4
磷酸氢二钠-磷酸二氢钾	1mL 1/15 mol/L Na$_2$HPO$_4$ 和 9mL 1/15 mol/L KH$_2$PO$_4$ 混合均匀	5.9
磷酸二氢钾-氢氧化钠	25.0mL 0.2mol/L KH$_2$PO$_4$ 与 23.6mL 0.1mol/L NaOH 混合均匀，加水稀释至 100mL	6.8
巴比妥钠-盐酸	100mL 0.04mol/L 巴比妥钠溶液和 16.7mL 2mol/L 盐酸混合均匀	7.4
硼酸-氯化钾-氢氧化钠	25.0mL 0.2mol/L 硼酸-氯化钾与 4.0mL 0.1mol/L NaOH 混合均匀，加水稀释至 100mL	8.0
Tris-盐酸	50mL 0.1mol/L 三羟甲基氨基甲烷（Tris）溶液与 12.4mL 0.1mol/L 盐酸混合均匀后，加水稀释至 100mL	8.6
硼酸-硼砂	6mL 0.05mol/L 硼砂和 4mL 0.2mol/L 硼酸混合均匀	8.7
氯化铵-氨水	0.1mol/L 氯化铵与 0.1mol/L 氨水以 2：1（体积比）的比例混合均匀	9.1
硼酸-氯化钾-氢氧化钠	25.0mL 0.2mol/L 的硼酸-氯化钾与 43.9mL 0.1mol/L NaOH 混合均匀，加水稀释至 100mL	10.0
氨基乙酸-氯化钠-氢氧化钠	49.0mL 0.1mol/L 氨基乙酸-氯化钠与 51.0mL 0.1mol/L NaOH 混合均匀	11.6
磷酸氢二钠-氢氧化钠	50.0mL 0.05mol/L Na$_2$HPO$_4$ 与 26.9mL 0.1mol/L NaOH 混合均匀，加水稀释至 100mL	12.0
氯化钾-氢氧化钠	25.0mL 0.2mol/L KCl 与 66.0mL 0.2mol/L NaOH 混合均匀，加水稀释至 100mL	13.0

附录三　难溶化合物的溶度积常数（25℃，$I=0$）

化合物分子式	K_{sp}	pK_{sp}	化合物分子式	K_{sp}	pK_{sp}
Ag$_3$AsO$_4$	1.0×10^{-22}	22.00	AgBrO$_3$	5.50×10^{-5}	4.26
AgBr	5.0×10^{-13}	12.3	AgCl	1.8×10^{-10}	9.75

续表

化合物分子式	K_{sp}	pK_{sp}	化合物分子式	K_{sp}	pK_{sp}
AgCN	2.2×10^{-16}	15.66	Hg_2Br_2	5.6×10^{-23}	22.25
Ag_2CO_3	6.5×10^{-12}	11.19	Hg_2Cl_2	1.2×10^{-18}	17.91
$Ag_2C_2O_4$	3.5×10^{-11}	10.46	Hg_2CO_3	8.9×10^{-17}	16.05
AgI	8.3×10^{-17}	16.08	$Hg_2(CN)_2$	5.0×10^{-40}	39.3
$AgIO_3$	3.1×10^{-8}	7.51	Hg_2CrO_4	2.0×10^{-9}	8.70
Ag_3PO_4	1.4×10^{-16}	15.84	Hg_2I_2	4.7×10^{-29}	28.33
Ag_2S	6.3×10^{-50}	49.2	HgI_2	2.8×10^{-29}	28.55
AgSCN	1.1×10^{-12}	11.97	$Hg_2(OH)_2$	2.0×10^{-24}	23.7
Ag_2SO_3	1.5×10^{-14}	13.82	HgS（红）	4.0×10^{-53}	52.4
Ag_2SO_4	1.5×10^{-5}	4.83	HgS（黑）	1.6×10^{-52}	51.8
Ag_2Se	2.0×10^{-64}	63.7	$MgCO_3$	3.5×10^{-8}	7.46
Al(OH)$_3$（无定形）	4.6×10^{-33}	32.34	$Mg(OH)_2$	1.8×10^{-11}	10.74
$BaCO_3$	5×10^{-9}	8.3	$Mg_3(PO_4)_2\cdot8H_2O$	6.3×10^{-26}	25.2
BaC_2O_4	1.6×10^{-7}	6.79	$MnCO_3$	1.8×10^{-11}	10.74
$BaCrO_4$	1.2×10^{-10}	9.93	$Mn(OH)_2$	1.6×10^{-13}	12.8
$Ba_3(PO_4)_2$	3.4×10^{-23}	22.4	$NiCO_3$	6.6×10^{-9}	8.18
$BaSO_4$	1.1×10^{-10}	9.96	$Ni(OH)_2$	2.0×10^{-15}	14.7
$BaSeO_4$	3.5×10^{-8}	7.46	α-NiS	3.2×10^{-19}	18.5
$BiPO_4$	1.3×10^{-23}	22.89	β-NiS	1.3×10^{-25}	24.9
$CaCO_3$	2.8×10^{-9}	8.54	γ-NiS	2.0×10^{-26}	25.7
$CaC_2O_4\cdot H_2O$	4.0×10^{-9}	8.40	$PbBr_2$	4.0×10^{-5}	4.41
CaF_2	2.7×10^{-11}	10.57	$PbCl_2$	1.7×10^{-5}	4.78
$Ca(OH)_2$	6.5×10^{-6}	5.19	$PbCO_3$	7.4×10^{-14}	13.13
$CaSO_4$	9.1×10^{-6}	5.04	$PbCrO_4$	2.8×10^{-13}	12.55
$CdCO_3$	5.2×10^{-12}	11.28	PbF_2	2.7×10^{-8}	7.57
$Cr(OH)_3$	6×10^{-31}	30.2	PbS	1.0×10^{-28}	28
CuBr	5×10^{-9}	8.3	$PbSO_4$	1.6×10^{-8}	7.79
CuCl	1.2×10^{-6}	5.92	$Pd(OH)_2$	1.2×10^{-15}	14.93
CuI	1×10^{-12}	12.0	Sb_2S_3	1×10^{-93}	93
$Cu(OH)_2$	4.8×10^{-20}	19.32	SnS	1.0×10^{-25}	25
Cu_2S	2.5×10^{-48}	47.6	$ZnCO_3$	1.4×10^{-11}	10.84
CuS	6.3×10^{-36}	35.2	Zn(OH)$_2$（无定形）	3.0×10^{-16}	15.52
$Fe(OH)_2$	8.0×10^{-16}	15.1	α-ZnS	1.6×10^{-24}	23.8
$Fe(OH)_3$	4.0×10^{-38}	37.4	β-ZnS	2.5×10^{-22}	21.6
FeS	6.3×10^{-18}	17.2			

附录四　常用的基准物质

滴定方法	标准溶液	基准物质	干燥条件
酸碱滴定	HCl	Na_2CO_3	270～300℃，至恒量
		$Na_2B_4O_7 \cdot 10H_2O$	NaCl 和蔗糖饱和溶液在干燥器中恒温保存
	NaOH	$C_6H_4 \cdot COOH \cdot COOK$	105～110℃
		$H_2C_2O_4 \cdot 2H_2O$	室温空气干燥
络合滴定	EDTA	金属 Zn	室温干燥器中保存
		ZnO	800℃
氧化还原滴定	$KMnO_4$	$Na_2C_2O_4$	105～110℃

附录五　弱酸和弱碱的解离常数

一、弱酸

名称	$t/℃$	K_a	pK_a
砷酸 H_3AsO_4	25	$K_{a_1} = 5.6 \times 10^{-3}$	2.25
		$K_{a_2} = 1.7 \times 10^{-7}$	6.77
		$K_{a_3} = 3.2 \times 10^{-12}$	11.50
硼酸 H_3BO_3	25	$K_a = 5.8 \times 10^{-10}$	9.24
氢氰酸 HCN	25	$K_a = 6.2 \times 10^{-10}$	9.21
碳酸 H_2CO_3	25	$K_{a_1} = 4.2 \times 10^{-7}$	6.38
		$K_{a_2} = 5.6 \times 10^{-11}$	10.25
铬酸 H_2CrO_4	25	$K_{a_1} = 1.8 \times 10^{-1}$	0.74
		$K_{a_2} = 3.2 \times 10^{-7}$	6.49
氢氟酸 HF	25	$K_a = 3.5 \times 10^{-4}$	3.46
亚硝酸 HNO_2	25	$K_a = 5.6 \times 10^{-4}$	3.25
磷酸 H_3PO_4	25	$K_{a_1} = 7.6 \times 10^{-3}$	2.12
		$K_{a_2} = 6.3 \times 10^{-8}$	7.20
		$K_{a_3} = 4.4 \times 10^{-13}$	12.36
硫化氢 H_2S	25	$K_{a_1} = 8.9 \times 10^{-8}$	7.05
		$K_{a_2} = 1.2 \times 10^{-13}$	12.92
亚硫酸 H_2SO_3	25	$K_{a_1} = 1.3 \times 10^{-2}$	1.9
		$K_{a_2} = 6.3 \times 10^{-8}$	7.20
硫酸 H_2SO_4	25	$K_a = 1.02 \times 10^{-2}$	1.99
甲酸 HCOOH	25	$K_a = 1.8 \times 10^{-4}$	3.74
乙酸 CH_3COOH	25	$K_a = 1.8 \times 10^{-5}$	4.74

续表

名称	$t/℃$	K_a	pK_a
一氯乙酸 $CH_2ClCOOH$	25	$K_a=1.4×10^{-3}$	2.86
二氯乙酸 $CHCl_2COOH$	25	$K_a=5.0×10^{-2}$	1.30
三氯乙酸 CCl_3COOH	25	$K_a=0.22$	0.66
乙二酸 $H_2C_2O_4$	25	$K_{a_1}=5.9×10^{-2}$	1.23
		$K_{a_2}=6.4×10^{-5}$	4.19
琥珀酸 $(CH_2COOH)_2$	25	$K_{a_1}=6.2×10^{-5}$	4.21
		$K_{a_2}=2.3×10^{-6}$	5.64
酒石酸 $CH(OH)COOH$	25	$K_{a_1}=9.1×10^{-4}$	3.04
$\quad\quad\;\; CH(OH)COOH$		$K_{a_2}=4.3×10^{-5}$	4.37
柠檬酸 CH_2COOH	25	$K_{a_1}=7.4×10^{-4}$	3.13
$\quad\quad\;\; C(OH)COOH$		$K_{a_2}=1.7×10^{-5}$	4.76
$\quad\quad\;\; CH_2COOH$		$K_{a_3}=4.0×10^{-7}$	6.40
苯酚 C_6H_5OH	25	$K_a=1.1×10^{-10}$	9.95
苯甲酸 C_6H_5COOH	25	$K_a=6.2×10^{-5}$	4.21
水杨酸 $C_6H_4(OH)COOH$	18	$K_{a_1}=1.07×10^{-3}$	2.97
		$K_{a_2}=4×10^{-14}$	13.40
邻苯二甲酸 $C_6H_4(COOH)_2$	25	$K_{a_1}=1.3×10^{-3}$	2.89
		$K_{a_2}=2.9×10^{-6}$	5.54

二、弱碱

名称	$t/℃$	K_b	pK_b
氨水 $NH_3·H_2O$	25	$K_b=1.8×10^{-5}$	4.74
羟胺 NH_2OH	25	$K_b=9.1×10^{-9}$	8.04
苯胺 $C_6H_5NH_2$	25	$K_b=4.6×10^{-10}$	9.34
乙二胺 $H_2NCH_2CH_2NH_2$	25	$K_{b_1}=8.5×10^{-5}$	4.07
		$K_{b_2}=7.1×10^{-8}$	7.15
六亚甲基四胺 $(CH_2)_6N_4$	25	$K_b=1.4×10^{-9}$	8.85
吡啶	25	$K_b=1.7×10^{-9}$	8.77

附录六　常用酸、碱的浓度和密度

名称	$c/(mol/L)$	$w/\%$	$\rho/(g/cm^3)$
浓 HCl	12.1	37	1.19
浓 HNO_3	15.9	68	1.42
浓 H_2SO_4	18.0	98	1.84
浓 H_3PO_4	14.7	85	1.70
冰醋酸	17.5	99	1.05
浓 $NH_3·H_2O$	14.8	28	0.91

附录七　常用有机溶剂的性质

名称	分子式	相对分子质量	沸点/℃	相对密度	n_D^{20}	特点
甲醇	CH_3OH	32.04	64.7	0.7914	1.3287	溶于水、乙醇、乙醚等，对视力有害，易燃
乙醇	CH_3CH_2OH	46.07	78.32	0.7893	1.3614	溶于水、乙醚、苯等，易燃
乙醚	$C_2H_5OC_2H_5$	74.12	34.5	0.7145	1.3527	溶于乙醇、苯、石油醚、易燃
丙酮	CH_3COCH_3	58.08	56.5	0.792	1.3589	溶于水、醇、乙醛，易燃
氯仿	$CHCl_3$	119.39	61.3	1.4832	1.4422	溶于醇，有毒
苯	C_6H_6	78.11	80.09	0.8794	1.5011	不溶于水，溶于有机溶剂，易燃，有毒

附录八　常用有机物干燥剂

有机物类型	干燥剂
醇	K_2CO_3、$MgSO_4$、$CaSO_4$、CaO
醛	$MgSO_4$、$CaSO_4$、Na_2SO_4
酮	$MgSO_4$、$CaSO_4$、Na_2SO_4、K_2CO_3
有机酸	$MgSO_4$、$CaSO_4$、Na_2SO_4
醚	$CaSO_4$、$CaCl_2$、$MgSO_4$、Na、P_2O_5
酯	$MgSO_4$、Na_2SO_4、K_2CO_3
胺	BaO、CaO、KOH、$NaOH$、Na_2CO_3
脂肪族和芳香族的卤素衍生物	$CaCl_2$、$MgSO_4$、$CaSO_4$、Na_2SO_4、P_2O_5
饱和烃及芳香烃	$CaCl_2$、$CaSO_4$、Na、P_2O_5
酰卤	$MgSO_4$、Na_2SO_4
硫醇	$MgSO_4$、Na_2SO_4
硝基化合物和腈	$CaCl_2$、$MgSO_4$、Na_2SO_4
硫化物	$CaCl_2$、$CaSO_4$
缩醛	K_2CO_3
杂环碱	$MgSO_4$、K_2CO_3、$NaOH$

附录九　乙醇的相对密度和体积分数对照表（20℃）

相对密度	体积分数/%	相对密度	体积分数/%	相对密度	体积分数/%
0.889	69.23	0.855	82.07	0.821	92.83
0.888	69.63	0.854	82.42	0.820	93.10
0.887	70.03	0.853	82.77	0.819	93.38
0.886	70.44	0.852	83.11	0.818	93.65
0.885	70.84	0.851	83.46	0.817	93.92
0.884	71.23	0.850	83.80	0.816	94.19
0.883	71.63	0.849	84.14	0.815	94.45
0.882	72.03	0.848	84.48	0.814	94.71
0.881	72.42	0.847	84.81	0.813	94.97
0.880	72.81	0.846	85.15	0.812	95.22
0.879	73.20	0.845	85.48	0.811	95.48
0.878	73.59	0.844	85.81	0.810	95.73
0.877	73.97	0.843	86.14	0.809	95.98
0.876	74.36	0.842	86.47	0.808	96.22
0.875	74.74	0.841	86.79	0.807	96.47
0.874	75.12	0.840	87.12	0.806	96.71
0.873	75.50	0.839	87.43	0.805	96.94
0.872	75.88	0.838	87.75	0.804	97.18
0.871	76.26	0.837	88.07	0.803	97.41
0.870	76.64	0.836	88.38	0.802	97.63
0.869	77.01	0.835	88.70	0.801	97.86
0.868	77.38	0.834	89.00	0.800	98.08
0.867	77.75	0.833	89.31	0.799	98.30
0.866	78.12	0.832	89.61	0.798	98.51
0.865	78.49	0.831	89.92	0.797	98.73
0.864	78.86	0.830	90.22	0.796	98.94
0.863	79.22	0.829	90.52	0.795	99.14
0.862	79.59	0.828	90.81	0.794	99.35
0.861	79.94	0.827	91.11	0.793	99.55
0.860	80.30	0.826	91.40	0.792	99.74
0.859	80.66	0.825	91.69	0.791	99.94
0.858	81.02	0.824	91.98	0.790	100.00
0.857	81.37	0.823	92.26		
0.856	81.72	0.822	92.55		

附录十　有机化合物的熔点

名称	m. p. /℃	名称	m. p. /℃
2,3-二氯苯酚	56～57	对-羟基苯甲醛	116
三氯乙酸	57～58	4-氯-2-硝基苯胺	118
间-硝基苯甲醛	58	β-萘酚	121
对-甲苯乙酮	28	1,4-二碘苯	131～133
对-溴苯酚	64	顺-丁烯二酸	137～140
对-氯苯胺	70	三溴乙酸	131
反-2-丁烯酸	72	尿素	131～133
4-氯-2-碘苯酚	78	α-D-甘露糖	133
三氯叔丁醇	78	连苯三酚	133
对-碘苯甲醛	78	3-苯基丙烯酸	133
对-氯苯乙酮	20	乙酰水杨酸	135
间-硝基苯乙酮	81	丙二酸	135
乙酰胺	81	对-羟基二苯酮	135
3-甲氧基-4-羟基苯甲醛	82	2-氯苯甲酸	140
碘乙酸	83	(±)-甘油醛	144～145
α-萘酚	96	胆固醇	148.5
间-硝基苯酚	97	2-溴苯甲酸	150
柠檬酸	154	对-氨基水杨酸	150～151
对-叔丁基苯酚	100	间-溴苯甲酸	156
乙二酸	101～102	3,5-二羟基苯甲醛	156～157
2-甲基苯甲酸	104	水杨酸	157～159
间-羟基苯甲醛	104	间-氯苯甲酸	158
β-D-果糖	102～104	2,4,6-三磺苯酚	159
邻-苯二酚	104	4-氨基乙酰苯胺	164～167
2,4-二溴-1-萘酚	105	5-溴水杨酸	165
对-氨基苯乙酮	106	对-苯基苯酚	165
2-甲基-5-硝基苯胺	106	α-D-半乳糖	167
2-氨基-4-硝基苯胺	108	D-酒石酸	172～174
间-苯二酚	110	蔗糖	185～186
3-硝基苯胺	114	对-苯二酚	171

附录十一　　有机化合物的沸点和折光率

名称	b. p. /℃	n_D^{20}
丙烯醛	52.4	1.4025
3-甲基戊烯	53.6	1.3835
甲酸乙酯	54	1.3598
丙酮	55～56	1.3589
2,3-二甲基-1-丁烯	56	1.3897
溴代异丙烷	60	1.4251
甲醇	65	1.3306
丁醛	75	1.3843
乙酸乙酯	77	1.3720
氯代正丁烷	77.8	1.4020
乙醇	78.5	1.3624
2-丁酮	80	1.3791
丙烯酸甲酯	80	1.3984
3-丁烯-2-酮	81	1.4095
3-己炔	81	1.4115
异丙醇	82.5	1.3793
叔丁醇	81.5～83	1.3990
环己烯	83	1.4465
1,2-二氯乙烷	84	1.4443
乙酸异丙酯	91	1.3770
3-甲基丁醛	92	1.3883
氯甲酸乙酯	93	1.3974
3-甲基-2-丁酮	94	1.3879
3-庚烯	96	1.4090
甲醛（37%）	96	1.3746
丙烯醇	97	1.4135
正丙醇	97	1.3850
三氯乙醛	98	1.4557
亚硝酸异戊酯	99	1.3871
仲丁醇	99	1.3949
丙酸乙酯	99	1.3853
甲基丙烯酸甲酯	100	1.4130
氯代异戊烷	100	1.4090

续表

名称	b. p. /℃	n_D^{20}
1-庚炔	100	1.4084
甲酸	101	1.3714
三甲基乙酸甲酯	101	1.3901
2-戊酮	102	1.3902
乙酸丙酯	102	1.3847
2-甲基-2-丁醇	102	1.4052
戊醛	102	1.3947
3-戊酮	102	1.3922
叔戊醇	102.4	1.4052
1-碘丙烷	102.5	1.5050
2-丁烯醛	104	1.4362
2-甲基-1-丙醇	108	1.3962
3-戊醇	115	1.4103
4-甲基-2-戊酮	117	1.3956
α-乙基丁醛	117	1.4025
正丁醇	118	1.3974
2-戊醇	119.8	1.4060
丙酮酸	165	1.4138
辛醛	171	1.4217
苯甲醛	179	1.5446
氯化苄	179.4	1.5390
β-溴丙酸乙酯	179	1.4516
乙酰乙酸乙酯	181	1.4198
3,3-二甲基丁酸	184	1.4096
乙酰丙酸甲酯	193	1.4233
苯乙酮	202	1.5339
苄醇	205.5	1.5396